AF453298

LES DYSENTERIES

ÉTUDE CRITIQUE

PAR

Mlle BROÏDO

DOCTEUR EN MÉDECINE

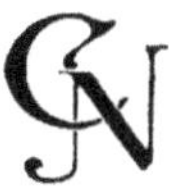

PARIS

C. NAUD, ÉDITEUR

3, RUE RACINE, 3

1903

LES
DYSENTERIES

ÉTUDE CRITIQUE

PAR

Mlle BROÏDO

DOCTEUR EN MÉDECINE

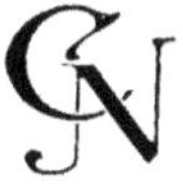

PARIS

C. NAUD, ÉDITEUR

3, RUE RACINE, 3

1903

A LA MÉMOIRE DE MES PARENTS

A MON PRÉSIDENT DE THÈSE

MONSIEUR LE DOCTEUR CHANTEMESSE

PROFESSEUR DE MÉDECINE EXPÉRIMENTALE ET COMPARÉE
A LA FACULTÉ DE MÉDECINE DE PARIS
MEMBRE DE L'ACADÉMIE DE MÉDECINE
OFFICIER DE LA LÉGION D'HONNEUR

A MONSIEUR LE DOCTEUR WURTZ

PROFESSEUR AGRÉGÉ A LA FACULTÉ DE MÉDECINE DE PARIS

A LA MÉMOIRE DE MON TRÈS REGRETTÉ MAITRE

CADET DE GASSICOURT

A MES MAITRES

MM. LES Pʳˢ LANNELONGUE, CORNIL, POZZI,
JACCOUD ᴇᴛ PINARD
MM. JALAGUIER, PIQUÉ, SEGOND, MAUCLAIRE,
THIROLOIX ᴇᴛ LAFFITTE

Hommage de profonde gratitude.

A MES MAITRES
DE LA FACULTÉ DE MÉDECINE DE PARIS

A MES MAITRES
DES HOPITAUX DE PARIS

A MES MAITRES
DE L'INSTITUT DE MÉDECINE COLONIALE
DE PARIS

INTRODUCTION

*Amicus Plato, sed magis
amica veritas.*

Quand on parle d'une épidémie meurtrière, on cite surtout le choléra, la peste, la fièvre jaune. Mais on a bien rarement en vue la dysenterie épidémique dont la morbidité au Japon, par exemple, se chiffre par 100 000, et dont la mortalité remonte à 25 pour 100 environ. On peut dire avec le Professeur Colin que le rôle de la dysenterie épidémique dans la mortalité de diverses populations du globe est plus considérable que celui des trois épidémies citées plus haut.

Ce n'est pas d'hier que la question de l'étiologie et de la pathogénie de la dysenterie a commencé à être agitée, puisque déjà en 1875, sans remonter plus loin, Loesch a fait des recherches minutieuses à ce sujet. Depuis les 28 ans écoulés depuis la découverte de Loesch la question a changé d'aspect. En effet un nouveau facteur pathogénique est venu s'ajouter à celui découvert par Loesch, c'est le bacille spécifique de la dysenterie.

D'un autre côté l'amibe donnée par Loesch comme cause de la dysenterie a semblé à un moment tout à fait détrônée et son rôle fut remis au second plan (sinon tout à fait nié) en faveur des bactéries présentes soit dans l'intestin ou dans les abcès du foie, soit dans l'intérieur même des amibes.

Quelques auteurs, moins nombreux il est vrai, considéraient même les amibes comme la sauvegarde de leur hôte, et cela parce qu'ils digéreraient les bactéries qui pourraient devenir nocives.

D'un autre côté la découverte du bacille spécifique de la dysenterie faite par MM. Chantemesse et Widal en 1888, découverte suivie quelques années plus tard de celle de Celli, suscita de nombreuses recherches de la part de Shiga, Flexner, Kruse et beaucoup d'autres.

Les ouvrages classiques actuels de médecine nous renseignent fort peu sur la question qui nous occupe. Ainsi par exemple dans le *Traité de médecine et de thérapeutique* (1) nous lisons dans le chapitre de l'étiologie et la pathogénie de la dysenterie ce qui suit :

« Tout conduit à admettre que la dysenterie relève d'une cause parasitaire, mais la nature de celle-ci n'est pas encore établie... » et plus loin au sujet des amibes : « Assurément les arguments produits à l'appui de la spécificité des amibes ne constituent pas des preuves décisives ; mais l'ensemble des faits recueillis jusqu'ici commande l'attention. » Puis, après avoir énuméré les recherches de MM. Chantemesse et Widal, Ogata, Maggiora, Zancarol, Bertrand et Baucher, Calmette, l'auteur conclut : « Faire un choix parmi ces opinions divergentes serait difficile car aucune d'elles ne s'appuye sur des preuves suffisantes. La cause animée de la dysenterie reste encore à établir. » Aujourd'hui l'auteur du même article nous apporte lui-même la preuve démonstrative en faveur tout au moins du bacille dysentérique.

Voici ce que nous trouvons dans le *Traité de médecine* (2) : « La dysenterie est *une*... il n'y a pas plusieurs dysenteries... car le développement de la dysenterie est dans tous les cas subordonné à l'intervention d'un agent unique et spécifique... « Aujourd'hui il est impossible de ne pas aller plus loin et de ne pas mentionner (puisqu'on ne peut pas affirmer la spécificité d'aucun) les principaux agents pathogènes auxquels

---

(1) *Traité de médecine et de thérapeutique* publié sous la direction du Pr Brouardel, t. II, p. 80, 1896.

(2) *Traité de médecine* publié sous la direction de M. le Pr Bouchard, 1900, t. IV, p. 531.

tour à tour on a donné le rôle principal dans la genèse de la maladie. »

Donc après avoir dit que la dysenterie est *une* pour cette raison qu'elle est toujours provoquée par le même agent spécifique. l'auteur énumère tous les agents découverts. sans nous indiquer lequel d'entre eux doit être considéré comme l'agent véritablement spécifique de la dysenterie.

De même encore M. Roger dans son remarquable « *Traité des maladies infectieuses* » énumère plusieurs micro-organismes. sans s'arrêter à la discussion de l'unité ou de la pluralité de la dysenterie.

Kelsch et Kiener (*Traité des maladies des pays chauds,* p. 143) après avoir longuement étudié le rôle de ce qu'ils appellent les « quatre conditions cardinales de la dysenterie ». à savoir : la propagation et la contagion. la permanence et la gravité de ses endémies. la durée prolongée et la léthalité de ces épidémies. les influences thermiques et de la famine. ajoutent : « Quant à la cause première de la maladie. la nature intime du poison dysentérique. sa détermination est restée étrangère à nos recherches... L'hypothèse accréditée aujourd'hui de la nature animée des agents infectieux et contagieux donnera une explication plausible des diverses circonstances étiologiques que nous avons mises en lumière ». — Toutefois dans la préface du même ouvrage nous trouvons signalée la découverte du bacille dysentérique par MM. Chantemesse et Widal. survenue au moment où le livre était déjà sous presse : et les auteurs semblent admettre le rôle pathogène de ce bacille.

La question de l'étiologie de la dysenterie. malgré toute son importance. étant très peu connue en France (car malgré toutes nos recherches. nous n'avons trouvé aucun travail d'ensemble sur ce sujet). il nous a semblé intéressant d'examiner. au point de vue pathogénique. le plus grand nombre des travaux qui ont été publiés au cours des trente dernières années sur la dysenterie. et d'en faire le sujet de notre thèse inaugurale. Nous exprimons à notre maître. M. Wertz. notre profonde reconnaissance pour le sujet qu'il nous a inspiré ainsi que pour la bienveillance qu'il nous a toujours témoignée.

Notre éminent maître, M. le Professeur CHANTEMESSE, a bien voulu nous faire l'honneur d'accepter la présidence de notre thèse. Nous lui devons une reconnaissance particulière pour les conseils éclairés qu'il nous a donnés en lisant notre manuscrit.

À tous nos maîtres des hôpitaux ainsi qu'à tous nos maîtres de la Faculté de Médecine, nous ne pouvons pas ne pas exprimer notre profonde gratitude pour l'excellent enseignement que nous avons reçu d'eux, pour leur affabilité, pour les conseils qu'ils n'ont jamais refusé de nous prodiguer chaque fois que nous nous adressions à eux.

Nous tenons également à remercier profondément nos maîtres de l'Institut de Médecine coloniale de Paris pour leur enseignement qui était pour nous du plus haut intérêt.

Enfin, nous serions très ingrate si nous ne remercions pas ici tous les Maîtres de la science française dont nous n'étions pas directement l'élève, à qui il nous est arrivé de nous adresser en maintes circonstances, soit comme journaliste médicale, soit pour des raisons diverses, pour leur bienveillant accueil.

Loin de nous la prétention d'avoir épuisé complètement ce sujet si complexe de la pathogénie de la dysenterie. Il y aurait encore beaucoup à écrire sur ce point. Nous serions déjà très heureuse si notre modeste travail pouvait rendre service à ceux qui auront, plus tard, à s'en occuper et qui pourront peut-être trancher définitivement les solutions que nous ne pouvons encore qu'indiquer.

AVANT-PROPOS

D'une façon générale, les travaux sur les agents pathogènes de la dysenterie peuvent être classés en trois catégories, selon que les auteurs sont partisans : 1° de la théorie amibienne ; 2° d'un bacille spécifique ou 3° d'une infection, soit polymicrobienne, soit mixte amibo-bactérienne. Nous ne signalons que pour mémoire l'opinion de NORMAND d'après laquelle la dysenterie serait provoquée par l'anguillule, ver nématode qu'il a découvert en 1876 dans les selles de dysentériques. A la suite du retentissement qu'eut cette découverte, des travaux de contrôle furent entrepris de divers côtés, qui permirent de constater d'une part la présence de l'anguillule dans un grand nombre d'entéro-colites chroniques de causes diverses, et, d'autre part, sa rareté dans les selles dysentériques des malades atteints de diarrhée de Cochinchine. Nous ferons un petit groupe à part des travaux concernant le rôle du Balantidium.

DYSENTERIE AMIBIENNE

Les amibes avaient déjà été vues en 1859 par Lambl, à Prague, dans les déjections d'un enfant qui succomba à une dysenterie, mais ce n'est que la description de Loesch, de Saint-Pétersbourg, publiée en 1875, qui attira l'attention sur ce parasite.

Loesch en effet, en examinant au microscope les déjections d'un malade atteint de dysenterie, y découvrit des amibes en nombre considérable. Ces amibes mesuraient de 20 à 35 μ : leur corps était visqueux et grossièrement granuleux. Elles portaient un ou plusieurs prolongements, larges, mousses, arrondis, se formant et se rétractant rapidement, en donnant ainsi au corpuscule qui était rond à l'état de repos une forme ovalaire, ou bien le rendant piriforme ou irrégulier.

Abstraction faite des granulations et des substances servant à leur nutrition, on voyait à l'intérieur des amibes un noyau vésiculeux, nucléolé, arrondi, incolore, et plusieurs vacuoles de dimensions variables, non contractiles, de forme parfois irrégulière.

Contrairement à ce qui a lieu dans les autres amibes, la séparation du protoplasma de l'amibe de Loesch en ento et ectoplasme n'est pas très marquée. L'ectoplasme ne devient net que pendant la formation des pseudopodes. On voit alors apparaître en un point quelconque du corpuscule une saillie plate, légèrement arrondie, transparente, hyaline, nettement délimitée d'avec le reste du protoplasma granuleux. Cette saillie se rétracte bientôt ou augmente et finit par constituer un prolongement digitiforme dont la longueur peut atteindre ou même dépasser celle du reste du corps de l'amibe. Le prolongement peut lui-même se rétracter ou bien réapparaître sur un autre point du corps de l'amibe. D'autres fois le protoplasma se répand brusquement dans ce prolongement et le remplit de plus en plus. La forme de l'amibe change ainsi complètement et s'il y a plusieurs prolongements elle devient irrégulière.

Les extrémités des prolongements sont toujours arrondies, jamais pointues ou filiformes. Leur formation est beaucoup plus rapide que la formation des pseudopodes des leucocytes. En une seule minute il s'en forme ou s'en rétracte quatre ou cinq. Leur apparition est parfois excessivement brusque.

Les amibes restent souvent assez longtemps sur place tout en émettant des pseudopodes. Elles peuvent cependant progresser en émettant un pseudopode transparent plus long où s'écoule ensuite leur protoplasma granuleux et en y entraînant finalement le reste de leur corps. Le déplacement des amibes est relativement lent : en une minute elles parcourent à peine une longueur égale à celle de leur corps.

Sous l'influence du traitement, les amibes disparurent des selles en même temps que cessa la diarrhée, mais le malade de Loesch succomba à une pleurésie intercurrente. On constata à l'autopsie une forte infiltration inflammatoire de la sous-muqueuse de la partie inférieure du gros intestin, avec ulcérations de la muqueuse par places. Ces ulcérations avaient des bords creusés, décollés et contenaient un grand nombre d'amibes.

Loesch attribuait aux amibes la production de ces ulcérations, à cause de leurs mouvements incessants qui pourraient irriter mécaniquement la muqueuse malade. Il se basait, dans cette hypothèse sur le rapport direct entre le nombre des parasites et l'intensité du processus morbide de l'intestin et la coïncidence de la disparition des amibes avec la cessation de la diarrhée sous l'influence du traitement. L'opinion de Loesch a été partagée par Leuckart.

Pour vérifier son hypothèse Loesch injecta par la voie buccale et rectale les déjections fraîches de son malade à quatre
chiens. Il arriva, en effet, à provoquer chez un de ces animaux en expérience, lequel fut sacrifié au bout de 18 jours,
des lésions intestinales et la multiplication des amibes dans les
selles. Disons cependant que pendant la vie de l'animal, ni la
présence et la multiplication des amibes, ni les lésions intestinales ne se traduisirent par aucun phénomène appréciable
(ni diarrhée, ni mucus, ni sang dans les selles, ni ténesme).

Les lésions intestinales du chien sacrifié consistaient en
une tuméfaction de la muqueuse rectale couverte de mucus
sanguinolent et la présence de trois ulcérations arrondies, à
bords tuméfiés, très hyperémiées, à fond rouge sombre, iné-
gales. Au-dessous de ces ulcérations la sous-muqueuse était
infiltrée, hyperémiée et boursouflée. Dans le mucus rectal et
sur le fond des ulcérations grouillaient des amibes identiques à celles qu'on avait injectées à l'animal. Loesch donna à
cette amibe le nom d'*Amoeba coli*.

Après Loesch la présence des amibes dans les selles dysentériques fut signalée par Sonsino, Grassi, Perroncito, Normand.
Mais d'un autre côté Cunningham et Lewis en trouvèrent aux
Indes chez les cholériques dans la proportion de 18 pour 100
de cas, chez les malades atteints de diarrhée de causes diverses
et même chez les sujets sains.

Grassi aussi dans un nouveau travail signala, en Italie, la
présence d'amibes en très grand nombre, libres ou enkystées
dans les selles des sujets sains ou atteints d'entérites diverses
non dysentériques et chez les soldats, de retour de Mas-
saouah.

La valeur pathogène de l'*Amoeba coli* Loesch se trouva donc
ainsi discréditée, lorsque en 1883, R. Koch, au cours de son
expédition en Égypte pour l'étude du choléra, signala la présence d'amibes dans les ulcérations intestinales des sujets ayant
succombé à la dysenterie. Koch trouva en effet « à l'autopsie de
quatre sujets, dans la profondeur des ulcérations étendues et

dans les tissus avoisinants des amibes deux fois plus grosses que les leucocytes et tranchant nettement sur les tissus, sur les préparations colorées à l'aniline. Dans tous ces cas, les amibes étaient accompagnées de nombreuses bactéries ».

« Dans le 5° cas les amibes faisaient défaut, mais ici les ulcérations intestinales étaient déjà cicatrisées ou en voie de cicatrisation. On était frappé par ce fait que ces corpuscules ne se trouvaient que sur les coupes des fonds des ulcérations ou bien dans les débris prélevés de ces fonds, mais jamais dans les flocons muco-sanguinolents des déjections. » Leur constatation dans les tissus profonds parlait, d'après Koch, en faveur des rapports de cause à effet entre la présence des amibes et la production de la dysenterie. Plus tard Koch constata la présence des amibes dans les selles de deux dysentériques aux Indes.

Sous l'inspiration de Koch, Kartulis (d'Alexandrie) entreprit alors une série de recherches et publia à ce sujet des travaux basés sur un ensemble de 500 cas.

Dans un premier travail Kartulis constata déjà dans 150 cas de dysenterie examinés en Égypte des amibes dans les selles et cela à tous les stades de la maladie. Ces amibes étaient mobiles. D'autre part cet auteur ne les a jamais trouvées ni dans la dysenterie guérie avec ulcérations cicatrisées, ni dans le catarrhe intestinal non dysentérique, ni chez les malades atteints d'affections diverses avec ou sans ulcérations intestinales telles que la tuberculose, la fièvre typhoïde, la typhoïde bilieuse, la bilharziose, etc. (30 cas en tout).

Les amibes trouvées chez les dysentériques par Kartulis mesuraient de 12 à 30 μ, se trouvaient dans le mucus sanguinolent des déjections, dans les ulcérations intestinales, sur les coupes des parois de l'intestin, dans le pus et les parois des abcès hépatiques dysentériques. Kartulis n'a pu voir les corpuscules nucléaires décrits par Loesch. Le nombre de vacuoles était variable: de 2 à 10. Jamais il n'a pu observer au microscope la division complète de la cellule ou de son noyau.

Au début de la maladie, quand les selles sont très sanguinolentes les amibes sont peu nombreuses ; dans les cas plus anciens et plus graves leur nombre devient colossal.

Sur les pièces anatomiques les amibes occupent surtout le fond des ulcérations et siègent de préférence dans la sous-muqueuse et entre les cellules épithéliales mortes de la muqueuse. Elles sont plus nombreuses dans les ulcérations récentes.

Peu après KARTULIS publie un second travail plus spécialement consacré à l'étude des abcès dysentériques du foie. Là encore il signale la présence constante des amibes, souvent mobiles dans le pus hépatique et dans les ulcérations du gros intestin. « Dans les ulcérations dysentériques les amibes sont si nombreuses que non seulement elles fourmillent autour des ulcérations, mais pénètrent même dans toute l'épaisseur de la paroi intestinale ; elles sont surtout nombreuses dans les capillaires de la sous-muqueuse. Il semble que par leurs mouvements elles exercent une action destructive se traduisant dans l'intestin par un boursouflement de la sous-muqueuse et la production des ulcérations de la muqueuse, dans le foie par la rupture des capillaires. C'est dans cet organe que les amibes sont charriées par le torrent circulatoire, se meuvent entre les cellules hépatiques qu'elles refoulent et compriment... Des capillaires les amibes gagnent les rameaux portes et arrivent dans le foie par cette voie. »

D'après KARTULIS les amibes détruisent les vaisseaux dans les ulcérations intestinales et arrivent au foie qu'elles infectent par les bactéries dont elles seraient les vecteurs.

Dans 50 pour 100 d'abcès hépatiques KARTULIS a trouvé des amibes et parfois en même temps des bactéries. Tout en notant le rôle des amibes dans la dysenterie, l'auteur leur refuse un rôle pathogène absolu, puisqu'il admet que ce sont les bactéries amenées par les amibes qui sont les agents proprement dits de la suppuration.

BAUMGARTEN dans sa « Mycologie pathologique » partage l'opinion de KARTULIS sur l'action pathogène des amibes dans la dysenterie. Cet auteur ne croit pas que les amibes provoquent à elles seules toutes les lésions, car il n'existe pas de cas analogues, où l'action pyogène des protozoaires fût démontrée. Aussi Baumgarten admet-il qu'en dehors des amibes les micro-organismes pyogènes agissent d'une façon destructive sur l'intestin.

Les essais de Kartulis de reproduire la dysenterie chez les animaux par injection de selles dysentériques ayant échoué, il chercha à cultiver et à isoler les amibes et croyait y être arrivé. Nous verrons plus loin ce qu'il faut penser de ces essais de culture de Kartulis et de ceux des autres auteurs.

Après la publication du travail de Chantemesse et Widal sur la bactérie de la dysenterie, Kartulis chercha à contrôler les expériences de ces auteurs par injection aux animaux de selles dysentériques filtrées sur flanelle (laquelle retient les amibes), de divers microbes qu'il a isolés des selles dysentériques et même d'une culture pure du bacille Chantemesse-Widal, qu'il se serait, dit-il, procuré (*Centralbl. f. Bakteriologie*, 1891, t. 9, p. 371), mais qu'il ne tenait directement d'aucun de ces auteurs. Tous ces essais ont échoué, de même que l'introduction de ces cultures aux chats par voie buccale. Ce n'est que par injection rectale aux chats des selles dysentériques fraîches contenant des amibes et la suture consécutive de l'anus que Kartulis est parvenu à provoquer une fois des selles glaireuses riches en amibes.

A l'autopsie de l'animal sacrifié on ne trouva pas d'ulcérations coliques caractéristiques, mais seulement un processus inflammatoire. Chez un autre chat Kartulis a bien provoqué des selles sanguinolentes, mais il se demande si ce sang ne provenait pas des points de suture de l'anus.

En 1896, Kartulis dit catégoriquement que la dysenterie endémique des pays chauds est bien due aux amibes et cela pour les raisons suivantes :

1° Les amibes se trouvent dans les selles dans tous les cas de dysenterie endémique des pays chauds. On les trouve dans les parois des ulcérations dysentériques, mais non dans les ulcérations intestinales d'autre cause.

2° Les injections aux chats de selles dysentériques fraîches contenant des amibes, ou de pus des abcès dysentériques du foie contenant les mêmes protozoaires et exempt de bactéries, donnent des résultats positifs.

3° Enfin les essais faits pour provoquer la dysenterie par injection soit des microbes trouvés dans les selles dysentériques, soit des amibes trouvées dans les selles des sujets sains, ont échoué entre les mains de KARTULIS.

Cet auteur note dans ce dernier travail la tendance de la dysenterie amibienne à la chronicité, tout en admettant une forme bénigne de cette même dysenterie. Dans la forme chronique KARTULIS rappelle la fréquence des abcès du foie. Il souligne, après COUNCILMAN et LAFLEUR, KRUSE et PASQUALE, l'origine sous-muqueuse des ulcérations de la dysenterie amibienne. Cependant GRASSI et CALANDRUCCIO ont constaté la fréquence des amibes en Italie où elles se rencontrent même chez les sujets sains (Grassi) et CALANDRUCCIO ingéra des amibes enkystées qui apparurent ensuite dans ses selles sous une forme libre, et cela sans qu'il en fut le moins du monde incommodé. A cette objection de GRASSI et CALANDRUCCIO, KARTULIS répond que ces auteurs n'avaient pas affaire à la même espèce amibienne. Au cours ultérieur de notre travail nous verrons que la question de l'identité des amibes revient chaque fois lorsqu'il s'agit d'interpréter les résultats des expériences sur les chats.

Pendant que KARTULIS signalait la fréquence des amibes dans la dysenterie de l'Égypte, HLAVA, de Prague, notait le même fait en Europe. Au cours d'une épidémie de Prague cet auteur a eu l'occasion d'examiner les selles de 60 dysentériques et y a trouvé des amibes analogues à celles décrites par LOESCH et KARTULIS. HLAVA y a trouvé en même temps de nombreuses bactéries, mais leur inoculation n'a donné aucun résultat positif, tandis que par l'injection des selles fraîches contenant des amibes il est arrivé à provoquer la dysenterie chez quatre chats et deux chiens.

Dans un travail fait au laboratoire de Loesch, en 1889, Massioutine, de Kiev, signale de nouveau en Russie la présence des amibes dans les selles des dysentériques. Mais comme il en a trouvé aussi dans la diarrhée chronique non dysentérique, dans la fièvre typhoïde, l'entérite aiguë, Massioutine émet un doute sur le rôle pathogène des amibes dans la dysenterie et croit plutôt qu'elles entretiennent les ulcérations déjà préexistantes et que la gravité de la dysenterie est en raison directe de leur nombre. Manasséine, rédacteur du « Wratch » dans lequel parut le travail de Massioutine, dit dans une note et sans plus entrer en détails à ce sujet, que dans son service à Saint-Pétersbourg, Kourlov et Gramatsnikov ont souvent trouvé des amibes de différentes espèces dans les entérites chroniques.

Pfeiffer aussi note la présence possible des amibes dans les selles des enfants atteints de dysenterie.

Entre temps des observations sont publiées signalant la présence des amibes dans les selles dysentériques dans divers pays par Musser, par Dock au Texas, par Eichelberg chez un nègre, à Cincinnati, par Stengel à Philadelphie. A Baltimore, Simon a trouvé les amibes dans les selles d'un malade, après que l'attention y fut attirée par la présence des amibes dans les crachats. Osler, de Baltimore, a trouvé également chez un malade des amibes, quoique plus petites (6 à 20 μ), dans les selles et le pus d'un abcès du foie d'origine dysentérique.

Lutz a publié trois observations d'entérite amibienne recueillies au Brésil. Tout en considérant l'action pathogène des amibes comme indubitable, Lutz dit cependant qu'il faut s'entendre. Pour lui la dysenterie vraie, infectieuse, aiguë, sévissant le plus souvent épidémiquement, provoquant des lésions diphtéroïdes (1) de l'intestin, ne se compliquant pas

____

(1) L'expression « diphtéroïde » qu'il nous arrivera d'employer, ne le sera que dans le sens de lésion à *fausses membranes*, sans rapport aucun, bien entendu, avec le bacille de Klebs-Loeffler.

d'abcès hépatiques n'est pas d'origine amibienne. Par contre les amibes se trouvent dans les cas de diarrhée muco-sanguinolente à évolution chronique, sans tendance à la guérison, avec exacerbation fréquente ou bien avec des retards dans son évolution. Cette diarrhée à amibes n'est pas la dysenterie ordinaire, d'après l'auteur, mais une forme de diarrhée rebelle sans rapport aucun avec la précédente et s'accompagnant souvent d'abcès hépatique. C'est dans cette forme et non pas dans la dysenterie épidémique aiguë, appelée par Lutz dysenterie proprement dite, que l'amibe serait spécifique.

Les amibes trouvées par Dock dans le pus des abcès hépatiques étaient de 20 à 30 μ et très nombreuses ; dans le mucus intestinal elles étaient moins nombreuses et de taille moindre. Dans l'abcès elles étaient accompagnées de cocci et de bacilles divers. Cet auteur a essayé, mais sans succès, de cultiver les amibes dans la décoction de riz.

Nasse rapporte un cas d'abcès multiples du foie chez un homme revenu de Floride (où la dysenterie est fréquente). Un de ces abcès s'étant ouvert au dehors, par la paroi abdominale, on a trouvé des amibes, aussi bien dans le pus de l'abcès que dans l'escarre de la peau gangrenée à ce niveau. Le malade n'ayant eu que des troubles digestifs vagues, on n'avait pas examiné ses selles. A l'autopsie on a trouvé cependant de nombreuses ulcérations typiques de l'intestin, et tout autour de ces lésions ainsi que dans la paroi de l'abcès hépatique, dans les bords nécrosés de la plaie cutanée on a trouvé de nombreuses amibes ; dans les foyers nécrotiques elles étaient moins nombreuses, et plus rares encore dans le pus. Mais, fait important, on en a trouvé *dans les rameaux porte et les capillaires*. Les abcès du foie siégeaient aussi bien dans le lobe droit que dans le lobe gauche, fait sur l'importance duquel nous aurons à revenir à propos du mode de pénétration des amibes dans le foie.

Harold, de Londres, a vu un soldat revenu des Indes

qui souffrait depuis six ans de diarrhée intermittente et dont les selles semi-liquides et muco-purulentes contenaient beaucoup d'amibes. C'est le premier cas d'importation de la dysenterie amibienne à Londres.

Curnow a observé à Londres un abcès hépatique chez un malade atteint de dysenterie et venu de Calcutta. Dans le pus de l'abcès il a trouvé l'Amoeba coli.

Stengel dont nous avons signalé plus haut le travail, note le rapport entre la gravité des cas et le nombre d'amibes et la propriété de ces dernières d'entamer les vaisseaux aussi bien dans les ulcérations intestinales que dans le foie. Il admet que les amibes provoquent l'inflammation des tissus : elles apportent, il est vrai, dans le foie des bactéries, mais interviennent aussi pour leur propre compte dans la destruction du tissu lorsque l'abcès hépatique est déjà formé.

Kovacs, de Prague, a eu l'occasion de traiter un malade ayant pris la dysenterie à Sumatra douze ans auparavant et atteint à ce moment de diarrhée. Dans le mucus des déjections il a trouvé de nombreuses amibes. Leur culture n'a pas réussi, pas plus que l'injection rectale, aux chats, des matières fécales ni leur introduction dans l'intestin après laparotomie. Pour Kovacs comme pour Lurz il s'agit non pas de dysenterie amibienne, mais « d'entérite amibienne ». Il croit bien au pouvoir pathogène de l'amibe du côlon, mais n'admet pas qu'elle amène les ulcérations intestinales. Elle ne ferait que retarder la guérison des processus provoqués par d'autres agents pathogènes, en amenant l'inflammation intestinale grave sans tendance à la guérison. L'inanition aidant, la mort ou les complications graves surviennent.

En 1891-1892 parurent les travaux de Councilman et Lafleur, que Bertrand dans son travail publié en 1897 signale à peine et en passant, et auxquels il ne semble pas accorder toute l'importance qu'ils méritent. Notons d'abord deux cas publiés par LAFLEUR. Dans l'un d'eux il y avait des abcès multiples du foie. Dans le pus de ces abcès, l'exsudat péritonéal et les ulcérations intestinales ainsi que dans les selles et les crachats du malade examinés pendant la vie, il a trouvé des amibes vivantes, en nombre plus ou moins considérable. Dans les selles ces amibes se trouvaient surtout dans les grumeaux gélatineux ; elles étaient moins nombreuses et moins mobiles dans le mucus sanguinolent. Leur nombre variait chez le même sujet d'un examen à l'autre. COUNCILMAN et LAFLEUR admettent qu'il y a *des dysenteries*, comme il y a *des bronchopneumonies*, etc. Une de ces formes de la dysenterie est due à une amibe que les auteurs désignent sous le nom d'*Amoeba dysenteriae*, sans préjuger si les différents auteurs qui se sont occupés de cette question ont tous trouvé la même amibe ou des amibes différentes. La présence ou l'absence des amibes dans les selles dépend essentiellement de la réaction des fèces, ces parasites se montrant surtout dans les selles alcalines, le milieu acide leur étant funeste.

COUNCILMAN et LAFLEUR n'ont jamais trouvé d'amibes dans la diarrhée ordinaire. Dans les 15 cas de dysenterie que ces auteurs ont observés les amibes étaient toujours présentes et leur nombre était constamment en raison directe de la gravité des cas. Dans deux de ces cas les amibes n'avaient été trouvées que *post mortem* dans les ulcérations intestinales.

En outre dans quatre cas les auteurs ont trouvé des amibes dans les crachats à la suite d'un abcès du poumon.

Pour ces auteurs les amibes agissent autrement sur l'intestin que les bactéries : elles irritent les cellules épithéliales, pénètrent jusqu'à la sous-muqueuse, la désorganisent et entraînent dans le processus destructif les follicules clos qui s'y trouvent. De là les amibes pénètrent dans les interstices intermusculaires et les désagrègent à leur tour.

Cette action désorganisante des amibes sur les tissus peut, d'après COUNCILMAN et LAFLEUR, s'observer surtout dans le foie et le poumon, car lorsque la scène se passe dans l'intestin seul, le tableau est rendu confus par la suppuration surajoutée occasionnée par les bactéries. Pour ces auteurs, les amibes ne pénètrent pas dans le foie par les lymphatiques, car jamais ils n'ont trouvé d'amibes dans les ganglions. Elles n'y parviendraient pas non plus par voie sanguine, quoique la lumière des fins vaisseaux des parois des abcès en renferment beaucoup. Contre l'hypothèse de ce mode de pénétration des amibes dans le foie, parle, d'après COUNCILMAN et LAFLEUR, ce fait que les abcès dysentériques du foie seraient superficiels et siégeraient de préférence dans le lobe droit. Cette localisation régulière serait impossible s'il s'agissait d'abcès emboliques. Ces auteurs admettent plutôt que les amibes pénètrent directement dans le foie au niveau de l'angle colique droit, ou viennent d'en haut à travers le diaphragme en cas d'abcès pulmonaire d'origine amibienne. Nous verrons plus loin que cette opinion est erronée.

Tel est pour COUNCILMAN et LAFLEUR le mode de production des abcès dysentériques du foie. Sur 15 cas personnels, ils ont trouvé 10 abcès hépatiques. D'après la statistique qu'ils donnent aux Indes, sur 1429 cas de dysenterie publiés par les médecins anglais, on a noté 306 cas d'abcès du foie (1/5). A Alger, sur 1001 cas de dysenterie, les abcès du foie se retrouvaient au nombre de 180 (1/6 environ). Aux États-Unis et en Europe, les abcès du foie semblent être plus rares qu'aux tropiques, et HLAVA, sur 60 cas de dysenterie, n'a pas vu un seul cas d'abcès hépatique.

COUNCILMAN et LAFLEUR terminent leur travail par les conclusions suivantes :

La dysenterie amibienne est une forme de la dysenterie qui doit être considérée comme une maladie distincte aussi bien étiologiquement que cliniquement et anatomiquement.

Le rôle étiologique des amibes dans la dysenterie est démontré par leur présence constante dans les selles, par les lésions anatomiques et par les expériences d'inoculation faites par KARTULIS.

Cliniquement, la maladie est caractérisée non seulement

par la présence des amibes dans les selles, mais aussi par les
caractères macroscopiques de ces dernières, différents de ceux
qu'on observe dans les autres formes de la dysenterie, par le
début, la marche et la durée de la maladie dont le trait domi-
nant est la tendance à la chronicité avec alternatives de rémis-
sion et d'exacerbation.

Anatomiquement, enfin, la dysenterie amibienne se reconnaît par la production d'ulcérations du gros intestin, ulcérations qui diffèrent généralement de celles qu'on trouve dans
les autres formes de la dysenterie. Ces ulcérations consistent
en une infiltration de la sous-muqueuse et la nécrose de la
muqueuse sus-jacente. La sous-muqueuse étant plus lésée que
la muqueuse, les ulcérations ont des bords creusés, décollés
(*undermined*). Souvent aussi il y a infiltration de la sous-muqueuse sans ulcération superficielle. Dans toutes ces lésions, à
moins de complication par l'action des microbes, il n'y a pas
de purulence.

L'abcès du foie, avec ou sans lésion concomitante du poumon, est une complication fréquente de la dysenterie amibienne et s'y rencontre beaucoup plus souvent que dans toutes
les autres formes de la dysenterie. Les lésions pulmonaires
peuvent être précoces et être reconnues par la présence des
amibes dans les crachats avant que l'abcès du foie soit dia-
gnostiqué. Ces abcès hépatiques diffèrent par leurs caractères
anatomiques de ceux d'origine non amibienne. Le caractère
différentiel le plus important consiste en l'absence d'inflammation purulente, l'abcès étant causé par la nécrose, le ramollissement et la liquéfaction des tissus. Dans ces abcès du foie
les amibes peuvent être associées à d'autres micro-organismes.

La dysenterie amibienne est largement répandue sur presque tous les points du globe. Elle est surtout fréquente dans
les pays tropicaux, mais se rencontre aussi dans beaucoup
d'autres contrées, parfois en Europe et dans une grande partie
des États-Unis. C'est cette forme de dysenterie amibienne
qu'on appelle communément la dysenterie des tropiques.

COUNCILMAN et LAFLEUR ont encore vu, sur les coupes, des

cocci et des bactéries diverses dont quelques coliformes. Elles étaient cependant en petit nombre et les auteurs leur attribuent un rôle secondaire.

Ils proposent de donner à l'amibe du côlon le nom d'*Amœba dysenteriae*.

Dans un travail ultérieur publié par Councilman seul et basé sur 34 autopsies l'auteur conclut qu'il peut y avoir des lésions dysentériques typiques sans manifestation clinique aucune. Même dans les cas anatomo-pathologiques les plus caractéristiques la douleur et le ténesme pendant la vie peuvent occuper le second plan.

Au point de vue anatomique Councilman distingue plusieurs formes de dysenteries : *la dysenterie simple ou catarrhale, la dysenterie diphtéroïde et la dysenterie à amibes.*

La dysenterie diphtéroïde est caractérisée par la présence de fausses membranes sur la muqueuse intestinale et par la nécrose superficielle des tissus. Ces lésions peuvent frapper aussi bien le gros intestin que l'intestin grêle. Quand les fausses membranes sont petites, nombreuses et disséminées, la muqueuse intestinale semble saupoudrée de son, suivant la comparaison de Councilman. D'autres fois ces fausses membranes sont continues : elles occupent une épaisseur variable de la paroi intestinale pouvant pénétrer jusqu'à la sous-muqueuse. Dans les produits nécrosés on peut reconnaître des débris des glandes. La muqueuse environnante est injectée et infiltrée de globules de pus.

Dans le tissu sous-muqueux il y a de l'infiltration périvasculaire et des dépôts fibrineux sans rapport avec ceux de la surface. La membrane diphtéroïde peut être séparée du tissu environnant par une couche purulente et des ulcérations irrégulières qui constituent le trait caractéristique de cette forme de la dysenterie. Dans les cas graves les parois intestinales sont épaissies et rétractées, la musculeuse hypertrophiée, la sous-muqueuse transformée par place en un tissu dense, dur, cicatriciel, de couleur ardoisée. Les follicules clos présentent des ulcérations minuscules.

La forme *catarrhale* de la dysenterie se traduit par des hémorragies punctiformes, la desquamation épithéliale et un commencement de nécrose. Cependant dans un des cas que Councilman range dans cette catégorie il y avait, en outre d'une ulcération rectale à bords creusés, décollés (*unterminierte*) un abcès du foie. Disons toutefois que cette observation de Councilman est très incomplète.

Councilman range dans le groupe de dysenterie catarrhale tous les cas qui ne rentrent ni dans la catégorie de la dysenterie à fausses membranes ni dans celle de la dysenterie amibienne.

D'après cet auteur les deux formes de la dysenterie non amibienne seraient dues à la diminution de la résistance des tissus chez les sujets déjà épuisés par une maladie antérieure.

Quant aux bacilles décrits par Ziegler, Klebs. Chantemesse et Widal, Councilman les considère comme analogues au colibacille, et leur attribue un rôle important. Dans un de ces cas il a pu isoler un bacille analogue au Bacillus aerogenes lactis, mais s'en distinguant par sa culture dans le petit lait tournesolé. Sur les coupes de l'intestin on le voyait à côté du colibacille. L'ensemencement fait avec des parcelles de ganglions mésentériques donna également des cultures de ce bacille.

Dans la *dysenterie amibienne* on trouve un facteur étiologique et des lésions anatomiques particuliers.

L'intestin est toujours très *épaissi* : toutes les tuniques sont altérées, mais c'est la sous-muqueuse qui l'est plus que les autres. On y trouve des nodules contenant du pus visqueux gélatiniforme. Ils soulèvent et décollent la muqueuse environnante et aboutissent à la formation d'ulcérations. La muscularis forme la base de ces ulcères et offre une barrière à l'envahissement. Les vaisseaux sont détruits et la gangrène s'ensuit. Les lésions de la muqueuse sont secondaires à celles de la sous-muqueuse.

Les ulcérations peuvent être divisées en quatre catégories :

1° Ulcérations caractérisées par l'infiltration cellulaire, le ramollissement et la formation de phlegmons dans la sous-muqueuse ; 2° ulcérations à bords un peu décollés, simples excavations dans la sous-muqueuse épaissie ; 3° ulcérations à fond détergé et à bords souples, et 4° ulcérations à escarres étendues adhérentes. Ces différences dépendent de la rapidité de l'extension du processus et probablement de *l'action combinée des bactéries et des amibes.*

Dans l'intestin on trouve un nombre variable d'amibes dans le tissu sous-muqueux, autour des ulcères, souvent dans les vaisseaux sanguins. Partout où l'on trouve des amibes les tissus sont boursouflés, infiltrés, avec exsudats fibrineux parfois. En général il n'y a pas de gangrène dans le voisinage immédiat des amibes.

Sur les 33 cas de dysenterie, Councilman a trouvé 7 fois l'abcès du foie, dont 6 fois dans la dysenterie amibienne et une fois dans la dysenterie simple. Dans un des cas de dysenterie amibienne, les abcès hépatiques étaient multiples et dans deux d'entre eux ces abcès étaient si nombreux qu'ils ressemblaient plutôt à des tumeurs métastatiques. Le lobe droit était atteint dans tous les cas, dans deux cependant le lobe gauche était aussi pris.

Le contenu des abcès et l'état de leurs parois variaient suivant l'ancienneté du processus, mais dans tous les cas il y avait de la gangrène étendue et plus ou moins nette. Cette nécrose ne serait pas due, d'après Councilman, à l'amibe elle-même, mais aux toxines qu'elle sécrète ; elle semble produire principalement le boursouflement et le ramollissement des tissus. L'action de l'amibe est la même dans différents organes.

Soulignons ce fait que Councilman et Lafleur attirent particulièrement l'attention sur ce que les altérations intestinales commencent surtout par la sous-muqueuse et n'envahissent la muqueuse que secondairement, ne communiquant parfois avec la lumière de l'intestin que par un orifice des dimensions d'une tête d'épingle. Par suite de l'étendue plus grande des lésions de la sous-muqueuse, les bords des ulcérations sont toujours creusés, décollés. Les amibes et les infiltrations qu'elles amènent se feraient parfois un chemin à travers les interstices conjonctifs de la musculeuse. La sous-séreuse et la séreuse s'épaississent alors à leur tour, d'où possibilité d'adhérences et de perforations.

En résumé le processus intestinal destructif de la dysenterie amibienne passe par trois phases :

1° Phase d'entérite avec chute de l'épithélium par lambeaux :

2° Phase de folliculite phlegmoneuse suivie bientôt d'infiltration purulente de la sous-muqueuse où il existe de véritables phlegmons en nappe dans la couche glandulaire :

3° Phase de gangrène par irrigation insuffisante ou par action des toxines amibiennes.

Rappelons pour mémoire que Loesch a bien signalé les mêmes faits. mais sans y insister toutefois.

En 1893. Braman a publié à New-York une observation intéressante de dix abcès dysentériques du foie, survenant par accès chez le même sujet. Chaque production d'abcès était précédée par une attaque de dysenterie. Les amibes ne furent trouvées qu'à l'autopsie.

La même année Schuberg a publié un travail important sur la question qui nous occupe. Nous y reviendrons avec plus de détails dans la partie critique de notre thèse. Disons cependant d'ores et déjà que Schuberg a cherché à démontrer la présence ou l'absence d'amibes dans l'intestin des sujets sains. car. dit-il. leur absence dans les selles ne prouve pas leur absence dans l'intestin. Les amibes sont en effet très sensibles à tout changement du milieu et ne peuvent vivre que dans un milieu alcalin. Or. comme le contenu de la partie inférieure du gros intestin et du rectum est acide il n'y a rien d'étonnant qu'on n'y trouve pas d'amibes à l'état normal. Pour les trouver dans les selles il faudrait les chasser de la partie initiale du gros intestin. leur habitat ordinaire. et modifier par des purgatifs appropriés la réaction des selles. Dans ce but Schuberg administrait aux sujets sains du sel de Carlsbad et cherchait ensuite les amibes dans les garde-robes. Il les y trouva dans la moitié des cas observés (10 fois sur 20). Leur absence dans la moitié des cas serait due d'après Schuberg à ce que le gros intestin n'est pas toujours rempli de matières de haut en bas, et s'il n'y en a pas dans sa partie initiale dont la réaction alcaline du milieu est favorable au développement des amibes, il ne pouvait pas en avoir dans les selles. Dans les cas où les amibes faisaient défaut, les selles étaient solides.

On ne trouvait plus non plus ces parasites dans les selles si l'on remplaçait le sel de Carlsbad par l'huile de ricin. A un sujet cet auteur administrait alternativement un jour du sel de Carlsbad et l'autre jour de l'huile de ricin et cela plusieurs jours de suite. Les jours du sel de Carlsbad, le sujet avait des amibes dans les selles, les jours de l'huile de ricin les amibes y faisaient défaut.

De ces expériences Schuberg conclut que les amibes comme les monades sont des hôtes inoffensifs de l'intestin. Quant à la valeur de leur présence chez les dysentériques, il pense à une filiation inverse à celle admise par les auteurs qui se sont occupés de cette question, c'est-à-dire que le processus ulcératif dysentérique crée un terrain favorable au développement des amibes, de sorte que le grand nombre de ces parasites dans l'intestin des dysentériques ne constituerait nullement la preuve de leur causalité.

Contrairement à Loesch et à Kartulis, Schuberg rejette absolument l'hypothèse de l'action irritative mécanique des amibes et cela en se basant sur ce fait que chez beaucoup d'animaux d'autres protozoaires, à mouvements aussi vifs, ne provoquent d'après Grassi aucune lésion et que d'ailleurs dans l'intestin de l'homme sain on peut aussi rencontrer des monades très mobiles.

Au cours de leur expédition en Égypte, en 1893, Kruse et Pasquale s'occupent de la question de l'étiologie de la dysenterie et des abcès du foie. Sur 50 cas de dysenterie ils trouvent 15 fois l'abcès du foie ; ils trouvent en outre, comme Kartulis. des amibes dans les selles des dysentériques. tout au moins dans les selles fraîches. car on n'en trouve plus dans les garde-robes datant de 24 heures. ni après l'intervention thérapeutique. Ils signalent la difficulté de la coloration du noyau et la différenciation peu marquée de l'ento et de l'ectoplasme. A la coupe de l'intestin. les amibes, farcies d'hématies. se trouvent surtout dans la sous-muqueuse.

Ils arrivent en outre à provoquer chez le chat (dans 8 expériences sur 16). par injection intrarectale de selles dysentériques. un catarrhe intestinal avec ulcérations de cet organe. De même l'injection de *pus d'un abcès* hépatique post-dysentérique, *contenant des amibes et exempt de bactéries* donne également des résultats positifs : les amibes se multiplient dans l'intestin des chats et y provoquent des lésions. Cependant, contrairement à ce qui a été noté pour la dysenterie amibienne chez l'homme, ici les amibes ne se trouvent. sur les coupes d'intestin. que dans la muqueuse et jamais dans la sous-muqueuse. — Les cultures ont échoué.

De ces expériences les auteurs concluent que l'amibe est l'agent pathogène de la dysenterie tropicale. Les amibes qu'ils ont trouvé chez les sujets sains n'offraient aucune différence morphologique et ne se distinguaient que par ce fait qu'elles n'étaient pas pathogènes pour les chats.

En ce qui concerne l'anatomie pathologique de cette forme de dysenterie. Kruse et Pasquale remarquent que la dysenterie de l'Égypte n'est ni une dysenterie catarrhale. ni une dysenterie à fausses membranes : les altérations dues aux amibes ne se forment ni par ulcération des follicules clos. ni par chute d'une fausse membrane. mais bien par la *nécrose* du tissu sous-muqueux infecté : ils établissent ainsi une analogie entre le processus qui se passe dans l'intestin et celui que Kartulis décrit dans le foie. Les décollements des bords peuvent s'expliquer, comme dans l'ulcération folliculaire. par ce fait que la muqueuse est nécrosée sur une étendue moindre que la sous-muqueuse après laquelle elle se prend à son tour.

Notons qu'à côté des amibes. Kruse et Pasquale ont encore

trouvé des streptocoques, un bacille éberthiforme, *un bacillus clavatus* analogue au bacille pseudo-diphtérique, le bacille pyocyanique et un grand nombre d'espèces liquéfiant la gélatine. Ces derniers ayant été trouvés dans le sang, dans les viscères et dans les ulcérations intestinales, les auteurs émettent l'hypothèse d'une *infection mixte*.

De même dans les abcès du foie d'origine dysentérique ils ont trouvé, à côté des amibes, des streptocoques, des staphylocoques et des bacilles.

L'année suivante les mêmes auteurs reprennent leurs recherches. Ils commencent d'abord par constater, contrairement à ce qui est le cas pour l'Italie, d'après GRASSI, qu'en Égypte on ne trouve que tout à fait exceptionnellement des amibes dans les selles de sujets bien portants. Les auteurs ont par contre trouvé dans les selles de l'un d'entre eux les amibes qu'ils ont déjà trouvées au cours de leur passage en Italie.

Ces parasites devenaient d'autant plus nombreux que les selles devenaient plus liquides et alcalines (diarrhée de régime des pays chauds). Les amibes ne peuvent donc pas être considérées comme des habitants normaux de l'intestin en Égypte.

Nous trouvons dans le travail de KRUSE et PASQUALE des faits intéressants en ce qui concerne les formes encapsulées des amibes.

Des selles dysentériques riches en amibes furent exposées pendant 15 minutes à l'action du froid jusqu'à congélation : on n'y trouva plus alors, après dégel, traces d'amibes. Néanmoins injectées dans le rectum des chats, ces selles provoquaient un catarrhe hémorragique avec de nombreuses amibes.

Des amibes mobiles furent également trouvées dans le pus des abcès hépatiques prélevé par ponction ou bien après la mort. Par contre dans les abcès du foie non dysentériques on ne trouvait pas d'amibes.

Les diverses bactéries énumérées plus haut ont été observées par les auteurs aussi bien dans le contenu de l'intestin que sur toutes les coupes de cet organe et dans le pus des abcès hépatiques.

Au point de vue anatomo-pathologique, Kruse et Pasquale insistent, après Councilman, Lafleur et Kartulis, sur la localisation prédominante dans la sous-muqueuse des lésions, qui consistent en boursouflement et ramollissement nécrotique avec ulcérations à bords décollés, sans infiltration cellulaire ou exsudat fibrineux.

Les amibes ont été trouvées non seulement dans la sous-muqueuse, mais aussi dans la gangue connective péri-ganglionnaire.

Les essais de culture ont échoué. Les auteurs ont essayé de reproduire la dysenterie chez les animaux. A cet effet, ils faisaient aux chats des injections intrarectales (avec suture consécutive de l'anus) de selles dysentériques, de pus des abcès hépatiques et des injections de cultures pures des diverses bactéries isolées des selles des dysentériques. Les deux premières catégories ont donné des résultats positifs, tandis que les dernières sont restées sans résultat, de même que les essais d'injection des amibes normales de l'homme et de l'amibe de la paille. Les auteurs en concluent à la non-identité de l'*amibe de la paille* et de l'*Amoeba coli* non pathogène ou *vulgaris* avec l'*Amoeba dysenteriae* ou pathogène.

Se basant sur la production de troubles intestinaux chez le chat par injection de pus d'abcès hépatique, stérile bactériologiquement, mais contenant des amibes, Kruse et Pasquale concluent que ces dernières doivent bien être considérées comme les agents pathogènes de la dysenterie tropicale, sans toutefois nier absolument le rôle des bactéries. Ce qui distinguerait la dysenterie tropicale de celle de nos pays, ce serait la production des abcès du foie (qu'on pourrait toutefois peut-être expliquer par la différence de climats) et la marche du processus ulcératif, ce dernier s'étendant, dans la dysenterie de nos pays, de la superficie vers la profondeur, ainsi que l'a depuis longtemps établi Virchow et d'autres auteurs.

Nous avons vu que Lutz et Kovacz ont proposé pour la dysenterie amibienne de nos pays le terme d'« *entérite ami-*

bienne ». Cette idée est reprise par QUINCKE et ROOS qui en publient en 1893 deux cas. Le premier de ces malades s'est infecté à Palerme, l'autre n'avait pas quitté Kiel. Chez les deux il y avait du ténesme et de nombreuses selles glaireuses, à réaction alcaline, mais ne devenant un peu sanguinolentes que pendant les exacerbations. Dans ces selles on trouvait des amibes vivantes, de 20 à 25 μ de diamètre chez le premier malade, de 20 à 40 μ chez le second.

Les selles du premier malade, injectées dans le rectum de chats, provoquèrent une dysenterie intense, avec ulcérations de l'intestin. Dans les selles des chats infectés, on retrouvait des amibes (6 fois sur 8). D'autre part, l'introduction aux chats, par voie buccale, de formes encapsulées des amibes (10 à 12 μ) du même malade, provoqua également la dysenterie à amibes. Les amibes du second malade ne provoquèrent au contraire, par voie rectale, aucun trouble (5 expériences). Aussi les auteurs en concluent-ils qu'il s'agissait dans ce dernier cas de la variété non pathogène pour le chat ou *Amoeba coli mitis* (leur diamètre était, nous l'avons dit, plus grand que celui de la première variété), tandis que chez le premier malade il s'agissait de l'amibe de Loesch. Ils ont, en outre, trouvé des amibes chez des sujets bien portants (surtout après administration de purgatifs salins) et qui ne provoquaient aucune lésion chez les chats. Aussi QUINCKE et ROOS distinguent-ils trois variétés d'amibes :

1° L'*Amoeba intestinalis vulgaris*, non pathogène ni pour le chat, ni pour l'homme ;

2° L'*Amoeba coli mitis*, pathogène pour l'homme mais non pathogène pour le chat (Plus tard, BORCHARDT a observé un cas à amibes analogues) ;

3° L'*Amoeba coli Loesch* s. *felis* ou *dysenteriae*, pathogène à la fois pour l'homme et pour le chat.

C'est par l'existence de ces diverses formes d'amibes que ROOS explique dans un travail ultérieur (1894) les opinions si contradictoires des auteurs sur le rôle pathogène des amibes dans la dysenterie.

L'*Amoeba mitis* et l'*Amoeba vulgaris* sont identiques aussi bien dans la forme libre qu'enkystée, tandis que l'*Amoeba felis* s'en distingue par plusieurs caractères. Elle est non seulement plus petite, mais aussi plus transparente, à mouvements plus vifs et renfermant un plus ou moins grand nombre de globules rouges, mais jamais d'autres corps étrangers. Par contre, l'*A. mitis* a un protoplasma plus uniformément consistant, des mouvements plus lents, ne renferme jamais de globules de sang, mais souvent des bactéries ou des particules alimentaires. Quant à la mobilité, elle est variable pour le même cas et dans les mêmes conditions.

Roos a, comme la plupart des auteurs, trouvé des bactéries sur les coupes de muqueuse malade : plus on avance dans la profondeur, plus le nombre de ces bacilles diminue, et dans les parties nécrosées riches en amibes, comme par exemple dans la partie profonde de la muqueuse et la sous-muqueuse, on ne trouve que des cocci et des bacilles épars (chez le chat ces bactéries sont en général moins nombreuses que chez l'homme, mais il s'agit évidemment là d'une prolifération bactérienne post-mortem moindre). On a aussi souvent trouvé des cocci et des bactéries à l'intérieur des amibes.

La culture des amibes a échoué.

En résumé, Roos admet la filiation suivante : arrivées dans l'intestin, les amibes s'y multiplient et détruisent l'épithélium et la partie adjacente des glandes intestinales ; il semble que les cellules meurent sous l'influence des toxines élaborées par les amibes. Ces dernières pénètrent dans les vaisseaux sanguins et lymphatiques interglandulaires et dans les glandes et y provoquent une nécrose étendue, des hémorragies, de l'inflammation. La muqueuse est bientôt détruite, et la muscularis n'arrête la marche envahissante des parasites que pendant un temps très court. Les colonies amibiennes provoquent alors dans la sous-muqueuse le gonflement inflammatoire et la nécrose du tissu sous-jacent. Les masses nécrosées se ramollissent, tombent et donnent ainsi lieu à la production des ulcères.

L'A. *mitis* ne pénètre pas si loin et ne fait probablement qu'irriter la muqueuse par sa présence. L'entérite qui en résulte serait analogue à la diarrhée provoquée par des infusoires.

En 1896, Boas a publié deux cas d'entérite amibienne analogues à ceux de Roos. Dans les amibes, on voyait des débris de bactéries. D'autre part, il n'a point trouvé d'amibes dans 43 cas de diarrhée chronique. Le rôle des amibes dans la dysenterie lui paraît toutefois douteux.

Nous avons déjà vu que des amibes pathogènes ont été souvent signalées en dehors des tropiques, notamment aux États-Unis. Lobas, en 1894, a également publié des cas de dysenterie aiguë grave avec ulcérations intestinales observés par lui à l'île de Sakhaline et où il a constaté la présence des amibes.

Le même fait a été observé par Soloviov, à Tomsk, chez un malade atteint de dysenterie chronique. Il s'agissait d'*Amoeba mitis*.

Vivaldi, de Padoue, a examiné en 1894 les selles de 20 sujets atteints de dysenterie et y a toujours trouvé des amibes. Il n'a pas eu l'occasion de faire l'autopsie des malades dysentériques ; il croit cependant que les amibes sont impuissantes à provoquer à elles seules les lésions dysentériques ; elles ne font qu'exalter la virulence des bactéries qu'il a trouvées en même temps dans les selles de ces malades.

Vivaldi a essayé de cultiver les amibes sur une décoction de foin et de stériliser au point de vue bactérien les cultures obtenues, par trois ou quatre réensemencements. L'injection de ces cultures soit disant pures dans le rectum des cobayes n'a donné aucun résultat. Chez les chats, les mêmes expériences ont provoqué de la diarrhée, de l'amaigrissement, de la cachexie. A l'autopsie, on a trouvé une tuméfaction du gros intestin, mais pas d'ulcérations. Aussi Vivaldi admet-il l'inervention concomitante des microbes, tels que le colibacille, le proteus, le bacille liquéfase. d'Emerich. Par contre, il n'a jamais trouvé le bacille d'Ogata sur lequel nous aurons à revenir.

Casagrandi et Barbagallo ont trouvé en Italie des amibes dans la dysenterie sporadique et dans les catarrhes intestinaux d'origines diverses. Elles diffèrent de dimensions et d'aspect chez les mêmes sujets, d'une fois à l'autre. Pour ces auteurs l'amibe de la diarrhée ordinaire ne se multiplie pas chez le chat ; si l'amibe dysentérique s'y multiplie bien, c'est que l'injection des selles dysentériques crée des conditions favorables à son développement.

Ces auteurs ne se contentent pas de refuser toute action pathogène aux amibes ; ils les considèrent même comme utiles pour la destruction d'autres micro-organismes de l'intestin. Ce n'est qu'en cas de catarrhe intestinal déjà préexistant que l'amibe du côlon interviendrait à son tour.

Asher, à Kœnigsberg, et Janowski, à Varsovie, affirment n'avoir pas trouvé d'amibes dans les selles des dysentériques. Mais le premier n'a pas opéré avec des selles fraîches ; quant au travail de Janowski nous l'analyserons avec plus de détails dans la partie que nous consacrerons à la dysenterie de cause bactérienne.

Gasser, 1895, qui a examiné à Alger 150 cas de dysenterie dont 109 aigus, a trouvé dans la moitié de ces cas des amibes. Le *nombre de ces parasites était sans rapport avec la gravité des cas.* Il a vu les mêmes amibes dans plusieurs cas de diarrhée chronique postérieure à une dysenterie cicatrisée. En outre dans un cas les amibes faisaient défaut bien qu'à l'autopsie on trouva l'intestin criblé d'ulcérations dysentériques. D'autre part, il en a trouvé beaucoup chez 4 de 20 sujets bien portants et placés dans les mêmes conditions que les dysentériques et dont il a examiné les selles.

Babès et Zagari ont examiné en 1895 quinze cas d'entéro-hépatite suppurée, affection très fréquente en Roumanie et que ces auteurs considèrent comme une forme de la dysenterie. Ils ont trouvé des *corpuscules amiboïdes* trois fois dans les parois des abcès du foie et trois fois dans les parois de l'intestin.

Sans appeler ces corpuscules « amibes », Babès et Zagari disent qu' « ils y ressemblent beaucoup », qu'ils seraient « de nature amibienne », « peut-être des amibes ».

Ils ne se prononcent pas sur la valeur pathogène de ces corpuscules et n'ont pas obtenu de résultats positifs avec le pus contenant ces formations. En plus ils ont trouvé des corpuscules analogues chez des sujets sains ; aussi leur nature parasitaire ne leur a-t-elle pas paru démontrée. Ils auraient cependant trouvé une analogie entre l'entéro-hépatite suppurative de Roumanie et la dysenterie tropicale en ce sens que dans les deux cas ils ont vu des abcès du foie et des lésions intestinales, absolument différentes de la dysenterie épidémique de nos pays.

Outre les cas observés en Russie et à Prague, il faut encore mentionner, comme cas de dysenterie amibienne en Europe, celui publié par Massur en 1896, où il s'agit d'un malade n'ayant pas quitté Vienne depuis de longues années. Ce cas est d'autant plus intéressant que, le malade ayant succombé, on trouva à l'autopsie des *abcès du foie* dont le pus et la paroi contenaient des amibes. Les lésions intestinales étaient typiques pour la dysenterie amibienne. L'injection de selles fraîches a provoqué chez le chat, cliniquement et anatomiquement, la même dysenterie.

R. Jürgens (1896) a également observé un cas en Allemagne, qui présentait ceci de particulier que les amibes se trouvaient aussi dans l'intestin grêle. L'examen des coupes a démontré une énorme invasion amibienne des parties lésées de l'intestin et des ganglions mésentériques très engorgés.

Romer qui a observé 17 cas de dysenterie de provenance diverse chez l'adulte et 2 chez des enfants, pense qu'il n'y a aucune différence entre la dysenterie amibienne des tropiques et celle d'Europe, les amibes lui ayant paru semblables chez les malades de ces deux catégories.

La même année FAJARDO a observé au Brésil 10 cas de dysenterie amibienne, dont 2 avec autopsie ; en outre dans 2 cas il y avait des abcès du foie avec amibes dans le pus. Les tentatives d'inoculation ont échoué chez un chat ; chez l'autre on a pu provoquer l'accumulation de mucus sanguinolent dans l'intestin.

Le travail publié par HARRIS, des États-Unis, en 1898 contient surtout une bonne description des amibes, de leur mode de locomotion, de leurs mouvements sur place et de reptation, ainsi que de leur colorabilité. Il leur assigne un diamètre de 12 à 36 μ. Le noyau n'est pas toujours nettement distinct ; on n'a jamais vu de vacuoles contractiles. HARRIS aurait souvent vu les amibes survivre 2 à 6 heures après leur expulsion par les selles, alors que pour d'autres auteurs elles perdent leur mobilité et deviennent indistinctes dès leur expulsion, à tel point qu'on conseille même, pour pouvoir les examiner vivantes, de faire déféquer les malades dans des vases chauffés. HARRIS a constaté que les amibes sont tuées par l'eau oxygénée en solution faible, le permanganate de potasse, le bleu de toluidine, les acides faibles, l'urine. Par contre, elles supportent bien l'abaissement de la température. *Il aurait également vu la division directe des amibes expulsées.*

Parmi les colorants, cet auteur recommande surtout le bleu de toluidine (en solution faible), et l'éosine après durcissement au sublimé. Cette affinité élective de l'ectoplasme pour la toluidine semble indiquer sa nature mucoïde ; HARRIS note en outre ce fait que les amibes paraissent en général avoir une affinité plus grande pour les matières colorantes du protoplasma plutôt que pour celles du noyau.

Un autre fait intéressant à relever dans le travail de HARRIS est celui que sur les 78 cas observés en Amérique, un grand nombre se rapporte à des étrangers, souvent à des émigrants russes. La malpropreté et les conditions hygiéniques défectueuses dans lesquelles se trouvent généralement ces derniers, pourraient bien jouer un certain rôle dans la production de cette dysenterie : en outre nous avons vu que la dysenterie amibienne a été notée en Russie. Il a trouvé dans les selles de ses malades (34 cas) non seulement des amibes, mais encore (7 fois) des cercomonas ou des trichomonas et, en outre, des bactéries en grand nombre.

À la coupe de la paroi intestinale les amibes étaient surtout nombreuses dans la profondeur. Les bactéries y étaient également assez nombreuses, notamment une variété très semblable au colibacille. Dans la sous-muqueuse, les amibes étaient logées dans les espaces et les vaisseaux lymphatiques, ainsi que dans les vaisseaux sanguins. On pouvait parfois voir l'*amibe en voie de pénétration, une partie de son corps étant en dehors des veines, l'autre déjà en dedans.* Il en était de même pour les *artères* (p. 403). HARRIS serait donc le premier à avoir constaté *de visu* le passage des amibes dans le sang.

L'action mécanique des amibes sur les tuniques intestinales paraît à HARRIS évidente : il s'y ajoute l'effet de l'arrêt de la nutrition d'où escarre et nécrose.

HARRIS a encore observé un abcès du foie à amibes (et à cocci) dans un cas appartenant à une autre catégorie anatomopathologique, celle où l'on trouve non l'infiltration sous-muqueuse, mais des ulcérations par ramollissement graduel de la surface. L'auteur signale l'aspect particulier des abcès hépatiques qui ressemblaient tout à fait à des masses caséeuses, et note la présence, autour de ces abcès, des mêmes bacilles que dans le pus (1).

Avec COUNCILMAN, HARRIS pense que les produits solubles sécrétés par les amibes sont nécrosants pour les tissus sur

______

(1) Mentionnons ici, pour ceux que la question intéresse, l'existence, dans un des cas de Harris, d'une *appendicite amibienne*, par extension du processus intestinal, passée inaperçue pendant la vie. Ce serait le premier cas de ce genre.

lesquels ils agissent, mais que le ramollissement complet du tissu hépatique n'a lieu que lorsque les amibes viennent en contact direct avec ce tissu. Quant à la voie suivie par elles pour atteindre le foie, il admet qu'elles y arrivent par les vaisseaux portes, car dans un cas il a vu des abcès presque miliaires du foie, et d'autre part il a trouvé des amibes dans les vaisseaux sanguins de l'intestin.

Le cas publié par Buxton semble même prouver que les amibes peuvent arriver dans le foie et y former des abcès typiques sans laisser aucune trace de leur passage dans l'intestin, car on n'y a trouvé ni ulcérations récentes, ni cicatrices.

Dans ses recherches ultérieures, Harris a essayé de reproduire la dysenterie expérimentale par injection de selles fraîches ainsi que des cultures de diverses bactéries trouvées dans les selles de dysentériques. Au lieu de pratiquer la suture de l'anus, Harris faisait aux animaux en expérience une injection sous-cutanée de morphine une heure avant l'injection des selles.

Il n'a provoqué la dysenterie typique, avec abcès du foie à amibes, que chez le chien, et seulement par injection des matières contenant des amibes vivantes. Comme les amibes ne vivent qu'à la surface des tissus et non à leur intérieur, dit Harris, il faut en conclure que si l'amibe provoque la dysenterie, ce n'est pas par l'irritation mécanique des tissus, mais par les toxines qu'elle sécrète.

Dans le tissu sous-jacent aux ulcérations, il n'a jamais vu de bactéries.

Le cas de dysenterie chronique avec abcès du foie à répétition, prise au Ceylan et terminée par la mort brusque, par thrombose de la veine cave inférieure, qu'a fait connaître Marshall (D. G.) en 1899 est intéressant par la localisation hépatique des amibes.

A l'autopsie de ce malade on a trouvé en effet une thrombose siégeant à la jonction de la veine porte et de la veine cave inférieure. Le thrombus était riche en amibes et en cellules hépatiques. On a également trouvé des amibes sur les coupes des parois de l'abcès hépatique récent où elles étaient accompagnées des bâtonnets ressemblant au colibacille, des staphylocoques et des streptocoques.

Marshall, se basant sur la présence des amibes dans les vaisseaux sanguins, admet comme Harris qu'ils pénètrent dans le foie non pas directement des parois intestinales, mais par la voie porte.

La même année L. Einstein relate un cas de dysenterie sporadique où il a trouvé des amibes et plusieurs espèces microbiennes. Les essais de culture ont échoué. Les injections des selles aux chats ont donné des résultats positifs : on a retrouvé des amibes dans les selles des animaux, à l'autopsie on a trouvé des ulcérations nombreuses du gros intestin, mais pas d'amibes sur les coupes. Ce qu'il faut surtout retenir de cette observation c'est le diamètre minuscule des amibes (4 à 8 μ) et la présence des vacuoles contractiles. Or on a voulu baser sur leur diamètre la division des amibes en pathogènes et non pathogènes.

Généralement les cas de dysenterie amibienne sporadique ou épidémique des pays tempérés ou froids sont surtout caractérisés par l'absence d'abcès du foie, et le cas décrit par Massner, de Vienne, semblait jusqu'alors isolé. Or, en 1899, Poriïnsko a également observé dans la province d'Imann un cas d'abcès hépatiques multiples dont le pus contenait des amibes. A l'autopsie du sujet qui finit par succomber on trouva des lésions de dysenterie ancienne. Notons ici que des abcès du foie (12 cas) au cours ou à la suite de la dysenterie dans les pays tempérés ont été signalés par Kruse en 1900, au cours d'une épidémie de dysenterie dans une maison d'aliénés des provinces rhénanes. Le chef du service, Griggberger, aurait souvent trouvé des amibes dans les selles de ces malades, mais aurait dit personnellement à Kruse qu'il ne considérait pas encore la question comme résolue.

Nous arrivons aux derniers travaux publiés sur la dysenterie amibienne en 1901-1902. CURRY a eu l'occasion d'étudier la dysenterie sur une très grande échelle en 1898-1900 à Manille. Il y a pu suivre 3.000 cas : dans 66 pour 100 de ces cas, on avait affaire à une dysenterie amibienne et 16 pour 100 d'entre elles étaient compliquées d'abcès hépatiques. Aussi CURRY se prononce-t-il pour le rôle pathogène des amibes dans la dysenterie. La présence des amibes chez les sujets sains a pour CURRY aussi peu de valeur pour rejeter cette hypothèse, que la présence du bacille Klebs-Loeffler chez les sujets sains en offre pour rejeter la valeur spécifique de ce bacille. Il admet cependant que tous les cas de dysenterie tropicale ne sont pas dus aux amibes, qu'il faut faire une part à la dysenterie bacillaire et que même dans la dysenterie chronique il peut n'y avoir ni amibes ni bacilles.

BOWMANN qui a également étudié à la même époque la dysenterie aux Philippines, y a aussi noté les deux formes : amibienne et bacillaire. En ce qui concerne la première, il distingue deux variétés d'amibes : une grosse, pathogène et une petite, non pathogène.

JAEGER, de Kœnigsberg, a observé en 1901 deux épidémies de dysenterie et a trouvé des amibes dans les selles des malades, amibes en tout semblables à celles décrites par LOESCH, KARTULIS, etc. Dans deux autopsies il a pu suivre la pénétration des amibes dans la paroi intestinale. Il affirme n'avoir point vu dans ces deux cas des lésions qu'on donne comme caractéristiques de la dysenterie tropicale. Dans un cas la muqueuse du côlon a presque complètement disparu, la sous-muqueuse présentait une surface unie avec îlots de muqueuse restés par place. Sur les coupes la sous-muqueuse était boursouflée, infiltrée, farcie par tout un essaim d'amibes quelquefois très volumineuses et pénétrant parfois jusqu'à la musculeuse. Ce tableau est absolument identique à celui donné par KRUSE et PASQUALE, aussi JAEGER se prononce-t-il pour le pouvoir pathogène des amibes dans la dysenterie, et cela pour les raisons suivantes

1° Il a trouvé les amibes dans deux épidémies concomitantes mais indépendantes ;

2° Ces amibes disparaissaient avec l'extinction de l'épidémie. On ne peut pas admettre l'identité de l'amibe dysentérique avec l'amibe qu'on trouve chez les sujets sains après un purgatif salin : s'il en était ainsi, dit Jaeger, on ne s'expliquerait pas pourquoi ces amibes dysentériques feraient défaut pendant la convalescence ni pourquoi elles manquent dans la dysenterie rhénane décrite par Kruse (Nous aurons à revenir longuement sur cette dysenterie rhénane quand nous parlerons de la dysenterie bacillaire).

3° Jaeger a vu les amibes pénétrer dans la sous-muqueuse.

4° Enfin en expérimentant sur les chats il a provoqué une diarrhée sanguinolente.

Cet auteur a cherché en même temps des bacilles dans les déjections de ses malades. Sauf quelques espèces colibacillaires et des bacilles éberthiformes, il n'a jamais trouvé ni le bacille de Shiga ni celui de Kruse.

D'après les recherches actuelles, dit Jaeger en 1902, on ne peut pas attribuer à la dysenterie une étiologie univoque et il faut admettre l'existence de plusieurs formes de cette maladie : 1° la dysenterie tropicale due aux amibes ; 2° la dysenterie du Japon due au bacille de Shiga, contrairement à ce qu'on pouvait s'attendre, étant donné le voisinage du Japon avec les tropiques ; 3° la dysenterie rhénane due au bacille de Kruse.

Mentionnons ici en passant et sans nous y arrêter que Shiga dans son étude de la dysenterie du Japon dit y avoir également observé quelques cas à amibes, et il donne pour les deux formes les différences suivantes :

La dysenterie amibienne évolue le plus souvent chroniquement. On n'y trouve pas le bacille dysentérique. On n'y observe pas de phénomènes d'intoxication : fièvre (sauf en cas d'abcès du foie ou de pyohémie), anorexie, céphalée (les dysentériques à amibes ont relativement bon appétit), amaigrissement rapide, hémorragies, phénomènes nerveux, etc.

Les lésions sont surtout localisées au rectum ou au côlon et n'atteignent jamais l'intestin grêle (tandis que dans la dysenterie épidémique Shiga distingue une forme entérique et une forme colique). Il discute la valeur des observations de Jaeger qui n'a trouvé que 5 fois des amibes sur 34 cas examinés. Pour Shiga ces amibes ne seraient pas celles de la dysenterie tropicale, mais des amibes vulgaires du côlon. Jaeger cependant défend son opinion et considère les amibes qu'il a trouvées comme absolument identiques à celles de Loesch, Kartulis, etc., pour les raisons énumérées plus haut. D'ailleurs leur identité avec l'amoeba coli Loesch a été confirmée par M. Braun.

Le travail publié par Kernig et Ucke (de Saint-Pétersbourg), en 1901, contient un grand nombre de faits très intéressants.

L'attention de ces auteurs a été attirée par un cas d'entérite aiguë fébrile à diagnostic très hésitant. Ayant trouvé des amibes mesurant de 10 à 30 μ dans les selles, ils portèrent le diagnostic d'entérite amibienne. L'entérite a présenté plusieurs rechutes et chaque fois les amibes réapparaissaient dans les selles (1). La caractéristique de ce cas est qu'il évoluait sous la forme d'une infection aiguë (puisque à un moment donné on avait même agité l'hypothèse de fièvre typhoïde), et que les selles ne présentaient nullement l'aspect de selles dysentériques.

À la suite de ce cas les auteurs se mirent à examiner les selles dans plusieurs autres cas. Chez trois dysentériques, à ulcérations intestinales, les amibes faisaient défaut, par contre ils en trou-

(1) Les auteurs constatent entre autres que la malade en question habitait l'île Yelaghine. Or en 1879, *Merjkowsky* publia dans les *Archiv f. Mikroskopische Anatomie* la description de l'Amoeba Yelaginia, variété spéciale selon lui, et distincte de l'Amoeba coli Loesch, *Leuckart* cependant considérait ces deux espèces comme identiques. L'observation de MM. *Kernig* et *Ucke* semble confirmer l'hypothèse de cette identité

vèrent dans 6 autres cas de dysenterie aiguë, ce qui démontre une fois de plus que la dysenterie amibienne continue à s'observer dans les pays du Nord, contrairement à l'affirmation de Kruse.

Un autre point intéressant à relever dans ce travail est relatif à l'examen des selles. L'attention ayant été attirée par les grumeaux de mucus jaunâtre ou hyalin, Kernig et Ucke ont pu constater que ces grumeaux se composent presque exclusivement d'amibes dysentériques agglutinées pour ainsi dire par le mucus. Ils pensent que les différences constatées dans la rapidité des mouvements tiennent non à la différence d'espèce, mais à l'action nocive d'une basse température ou des agents thérapeutiques.

Ayant eu à examiner deux cas de dysentérie tropicale, ils ont pu se convaincre que les amibes sont absolument les mêmes dans la dysenterie des tropiques et dans celle de nos pays. Si parfois on ne trouve pas les amibes, c'est que, pensent-ils, on ne sait pas les chercher et Ucke avoue lui-même que lorsqu'il cherchait les amibes à Varsovie en 1893-1894 et ne les a pas trouvés, c'est qu'il les cherchait non dans le mucus et les glaires, mais dans les parties liquides des selles. Aussi émet-il des doutes sur la valeur des résultats négatifs de Janowski.

En outre, Ucke a remarqué que souvent un très fort grossissement permet de reconnaître que ce qu'on prend pour des grosses amibes ne sont en réalité que 2-3 exemplaires plus petits et accolés. Dans les cas où les noyaux de ces 2-3 exemplaires ont disparu, il y aurait lieu d'admettre leur fusion après conjugaison. Quant au mucus qui entoure les amibes et auquel on attribue généralement une origine intestinale, Ucke admet plutôt que c'est là un produit d'excrétion ou de désagrégation des amibes elles-mêmes, lesquelles formeraient ainsi des sortes de zooglées.

En colorant les préparations par la fuchsine phéniquée glycérinée de Czaplewski on obtient une coloration très nette du noyau. Jamais Ucke n'a vu sur ces préparations de bactéries quelconques.

Dans le recueil publié en 1902 par le Bureau Sanitaire du Ministère de la guerre allemand, nous trouvons un travail très documenté et très intéressant de Jurgens qui a étudié la dysenterie amibienne sur des soldats de retour de Chine et d'autres casernés à Doeberitz. — Il a pu comparer aussi ses résultats à ceux qu'il a trouvés à l'examen de quelques cas de dysenterie non importée.

Dans ces derniers cas le résultat était à peu près le même. L'auteur a trouvé des corpuscules de dimensions dépassant 2 à 5 fois celles des hématies, ronds, ovoïdes ou piriformes, à protoplasma très granuleux entouré par place d'une mince bordure hyaline, ce qui les distingue des leucocytes. On voyait bien un noyau dans ces corpuscules ; quelques disques incolores pourraient même faire penser à des vacuoles, mais on pouvait d'après l'auteur aussi bien y avoir affaire à des substances étrangères modifiées, englobées par ces corpuscules. *Mais jamais ces corpuscules ne présentaient de mobilité*, même si l'on faisait déféquer le malade dans un vase chauffé à 37°-40°.

L'auteur conclut en raison de ce défaut de mobilité et malgré la similitude d'aspect qu'il n'avait pas affaire à des amibes, mais à des cellules de l'organisme humain modifiées. Leur manière de se comporter vis-à-vis des agents de fixation confirmait cette hypothèse. Les expériences sur les animaux ont aussi été négatives.

Par contre Jurgens a trouvé des amibes de la dysenterie chez trois sujets venus de Chine et tombés malades en route. Là on trouvait déjà des amibes mobiles dès le premier examen des selles.

Pour connaître la forme et les propriétés des amibes l'examen microscopique des selles fraîches est absolument nécessaire, car la coloration et la fixation les altèrent tellement qu'elles deviennent méconnaissables.

Le meilleur moyen de les examiner c'est de le faire dans la goutte pendante, en couche assez mince ; le chauffage de la table est inutile, car les amibes conservent leurs mouvements à 15° pendant 7 heures et plus. Dans les tubes capillaires elles conservaient encore leur vitalité au bout de 24 à 48 heures. Toutefois le mieux est de les examiner à la température physiologique. Ce qu'il faut savoir c'est que les formations amibiformes *complètement immobiles* ne doivent pas être considérées comme des amibes. Dans les selles muco-sanguinolentes les amibes sont trouvées très facilement. Dans les selles plus ou moins solides ou fécaloïdes on peut les déceler en diluant les matières par une solution physiologique de sel marin. Ces parasites supportent aussi bien le bouillon ou l'eau de puits ordinaire. Toutefois le liquide additionné ne doit pas avoir une réaction acide, car dans ce cas les amibes meurent immédiatement.

L'entoplasma granuleux contient un noyau le plus souvent excentrique, difficile à reconnaître, rendu plus net par addition d'acide acétique et contenant parfois un nucléole, mais d'aspect vésiculeux. Les vacuoles dont on a tant parlé faisaient aussi complètement défaut; c'est aussi l'avis de Craig et pour ces deux auteurs la vacuolisation ne serait qu'une phase de dégénérescence. On trouve dans les corps des amibes des substances étrangères, beaucoup d'hématies, beaucoup de bactéries et d'autres corpuscules vivants : deux fois Jürgens a même trouvé des flagellées vivantes, animées de mouvements giratoires très vifs dans l'entoplasma des amibes.

La caractéristique de ces dernières est leur changement de forme. Quand les amibes sont sur le point de mourir leurs mouvements deviennent plus lents, interrompus, et cessent bientôt complètement. Le parasite devient sphérique, à noyau de plus en plus net: la différenciation entre l'ento et l'ectoplasma devient indistincte, l'amibe se rapetisse tout entière et finalement elle se transforme en un disque anhiste, difficilement reconnaissable. On peut considérer ce phénomène, décrit déjà par Kruse et Pasquale et beaucoup d'autres, comme un processus de dégénération. Quant à la multiplication des amibes en dehors de l'organisme animal, Jürgens ne l'a jamais pu observer, malgré les recherches minutieuses. Il n'a pas vu non plus les formes persistantes de ces parasites se développer en dehors de l'orga nisme animal, quoiqu'il admet l'existence des formes enkystées dans les selles des dysentériques.

Pour fixer les préparations l'auteur propose surtout l'acide osmique. Ces préparations se colorent alors le mieux par la safranine ou bien par la méthode de Romanovsky.

L'auteur a injecté à des chats des selles dysentériques contenant des amibes vivantes et provenant des sujets de retour de Chine (10 expériences), et des selles dysentériques des chats infectés contenant des amibes également vivantes (16 expériences). Ces 26 chats ont tous pris la dysenterie et ont succombé.

Cinq autres chats ont reçu des amibes immobiles provenant des selles d'un malade venant de la Chine : tous sont restés indemnes.

13 chats furent infectés par les selles dysentériques de l'épidémie de Doeberitz : aucun d'eux n'a pris la dysenterie. Deux chats ont pris spontément la dysenterie en allaitant leurs petits infectés. Cependant l'injection *per os* des amibes mobiles n'a pas provoqué de dysenterie. La flore bactérienne isolée des selles pathogènes pour les chats, a donné des résultats négatifs chez deux autres chats.

Tous les chats qui ont pris la dysenterie ont succombé et ont présenté à l'autopsie les lésions suivantes :

Le gros intestin était tuméfié et congestionné.

Parfois on pouvait déjà reconnaître à l'extérieur par transparence les ulcérations de la muqueuse. Cette dernière, couverte de mucus sanguinolent et de matières fécales solides et adhérentes par place, présentait toujours des hémorragies.

Presque toujours il y avait des pertes de substance, du moins visibles au microscope, surtout au caecum et au rectum, rarement dans les autres parties du gros intestin. Chez 19 animaux on a trouvé des ulcérations franches, rondes ou ovalaires, à bords légèrement épaissis, creusés et décollés *unterminiert*. Les ulcérations se confondaient souvent et présentaient alors des bords polycycliques. Dans un cas les ulcérations coliques étaient si nombreuses que pas un centimètre carré de la paroi intestinale n'était épargné. Les ulcérations des follicules clos étaient celles de la dysenterie typique.

Les ganglions mésentériques étaient engorgés. Pas de lésions dans les autres organes, même dans le foie. Dans le contenu intestinal, sur la muqueuse colique et surtout dans les ulcérations on trouvait des amibes en quantité colossale : elles étaient semblables aux amibes injectées et provenant des selles dysentériques des malades. Leurs dimensions étaient très variables, tantôt très petites, tantôt dépassant 40 μ. Le plus souvent on ne trouvait ces amibes que dans le gros intestin, mais dans 3 cas on les a constatées en petit nombre aussi dans l'intestin grêle.

Chez beaucoup de ces chats en expérience, l'auteur a trouvé des coccidies ayant provoqué chez certains d'entre eux une diarrhée violente, ce qui pourrait faire croire à un *locus minoris resistentiae* du côté de l'intestin, favorable au développement des amibes. Cependant, malgré cette prédisposition, les selles des dysentériques de Doeberitz n'étaient pas pathogènes pour les chats qui avaient une diarrhée coccidienne.

Sur des coupes fraîches des parois intestinales on voyait qu'il s'agissait d'une nécrose de la muqueuse, parfois très limitée, d'autres fois très étendue, pénétrant profondément dans la sous-muqueuse et jusqu'à la musculeuse. Ce n'étaient pas seulement les parties superficielles de la muqueuse qui étaient nécrosées, les tubes glandulaires étaient également atteints et cela depuis leur orifice intestinal jusqu'au cul-de-sac ; à côté de 2 ou 3 glandes nécrosées on en voyait d'autres complètement indemnes. Dans ces ulcérations et dans les parties nécrosées on trouvait de nombreuses amibes, non seulement sur le fond des ulcérations, mais aussi dans le tissu même, (dans le voisinage il est vrai des parties nécrosées). Dans les parties saines de la muqueuse on voyait les amibes rampant dans les glandes de Lieberkühn. On les voyait aussi s'enclaver entre les cellules épithéliales et former des foyers dans la sous-muqueuse. Il ne faut cependant pas croire, dit JÜRGENS, que les amibes se trouvent seulement dans les glandes nécrosées, comme certains auteurs l'affirment : *on trouvait des glandes parfaitement intactes bourrées de haut en bas de ces amibes.* Dans d'autres glandes où on trouvait des amibes on notait une légère opacité des cellules épithéliales, ce qui peut rendre compte de la filiation des lésions.

Ce n'est pas, d'après JUERGENS *la nécrose des cellules qui est la lésion primitive et l'immigration des amibes le fait secondaire. Les parasites pénètrent dans la muqueuse, amènent la désagrégation cellulaire et s'avancent ensuite dans les parties plus profondes.*

L'examen des préparations durcies et colorées a donné les mêmes résultats. On y trouvait toutes les phases du processus provoqué par les amibes, depuis le plus léger trouble des cellules épithéliales, jusqu'à leur destruction complète et la formation de nécrose. On y a même réussi dans quelques cas à trouver des amibes dans les glandes sécrétant encore du mucus. Certaines lésions semblaient superficielles au prime abord et pouvaient faire penser à des lésions du début, tandis que sur des coupes on voyait que la muqueuse était déjà nécrosée jusqu'à la muscularis mucosae. Jamais JUERGENS n'a trouvé les lésions superficielles qu'on observe dans la dysenterie à fausses membranes, où les parties superficielles des glandes sont prises, tandis que les parties profondes restent intactes.

Le processus morbide commence aux points où l'on ne trouve macroscopiquement aucune lésion de la muqueuse. Ce qui caractérise ce processus c'est que les amibes s'attaquent à quelques glandes parfois tout à fait isolées et que c'est dans ces glandes que se montre le commencement de la nécrose, tandis que dans les glandes voisines on ne trouve pas traces de lésion quelconque. De telles préparations forcent, dit JUERGENS, à reconnaître les amibes comme cause première de la maladie. Sous l'influence de parasites les cellules épithéliales meurent, desquament, sont digérées parfois par les amibes elles-mêmes, et ces dernières prennent sur la membrane basale la place des cellules détruites.

JUERGENS n'a jamais vu la division des amibes, quoique leur

accumulation en quantité excessive dans les glandes en tubes rend probable cette multiplication.

La distension des glandes de Lieberkühn par les amibes amène des lésions des parties voisines qu'elles compriment. Mais le processus morbide se propage encore par pénétration directe des parasites dans le tissu connectif de la muqueuse, entre les glandes où le tissu est sain ou peu affecté ; là où les lésions sont plus avancées et presque nécrotiques, toute la muqueuse est littéralement farcie d'amibes. Les parasites s'accumulent surtout dans les couches profondes de la muqueuse, et l'on a l'impression comme si la muscularis mucosae formait réellement une barrière à l'envahissement des amibes. Mais cette barrière ne résiste pas longtemps, bientôt elle est détruite dans quelques points, et les amibes pénètrent dans la sous-muqueuse. Là elles restent d'abord en amas, aux points d'effraction, dans la sous-muqueuse encore saine. Juergens n'a pas observé l'envahissement plus profond des tissus qu'ont noté Kruse et Pasquale.

Pour Juergens, *c'est donc la muqueuse qui est la première lésée, la sous-muqueuse n'est prise que secondairement.*

Dans les follicules clos, les lésions sont caractéristiques. Macroscopiquement on voit que leur gonflement leur fait faire saillie à la surface de la muqueuse. Au microscope on constate que les follicules siégeant dans la sous-muqueuse sont gorgés d'amibes. En même temps on trouve un commencement de suppuration des follicules ; dès que cette suppuration devient plus étendue, il se forme un abcès folliculaire avec ulcération folliculaire-consécutive. Tandis que la dysenterie pseudo-membraneuse amène la fonte de tous les tissus avec ulcérations largement ouvertes, les amibes détruisent la muscularis mucosae en quelques petits points seulement, et se répandent alors dans la sous-muqueuse.

Il n'est donc pas étonnant que les ulcérations folliculaires de la dysenterie amibienne aient des bords décollés.

Juergens n'a jamais constaté la présence des amibes dans les capillaires eux-mêmes, quoiqu'elles étaient présentes au niveau des hémorragies. Il ne partage pas l'opinion de Roos de nécrose de la muqueuse par thrombose vasculaire : *d'après lui au contraire, la voie la plus ordinaire et la plus probable de pénétration des amibes dans les tissus, ce sont les glandes de Lieberkühn.*

La sous-muqueuse présente un boursouflement, un gonflement caractéristique pour la dysenterie amibienne de l'homme, fait que n'ont pas pu constater, chez les chats infectés, Kruse et Pasquale, mais qu'ont signalé chez ces animaux Kovacs et beaucoup d'autres.

Dans les expériences de Juergens le gonflement de la sous-muqueuse était surtout prononcé là où la muqueuse était encore presque intacte et où les glandes étaient à peine entamées par les amibes. Dans le reste de la sous-muqueuse on nota une prolifération excessive des cellules du tissu conjonctif, avec cellules fibroplastiques et mastzellen par places. Dans le voisinage des amibes l'infiltration était microcellulaire. Les parties plus profondes des parois intestinales étaient le plus souvent épargnées par les amibes et en général on n'en trouvait pas dans la musculeuse et la séreuse (probablement à cause de la mort plus ou moins rapide des animaux en expérience).

En résumé, l'entérite amibienne expérimentale est caractérisée par une énorme invasion des amibes dans la muqueuse de tout le gros intestin et surtout dans les follicules clos. Cette invasion amène une destruction de la muqueuse et la suppuration des follicules, d'où abcès et ulcérations folliculaires caractéristiques, qu'on n'observe jamais dans la dysenterie à pseudo-membranes.

Il va de soi que ces processus peuvent de la profondeur gagner des segments de l'intestin siégeant plus haut, amenant une mortification et une désagrégation étendues, et partant un processus gangreneux partiel. Mais le développement de ces complications se distingue essentiellement de celui de la gangrène primitive du processus pseudo-membraneux proprement dit.

D'après ces observations, dit JUERGENS, il ne peut rester aucun doute que les amibes ne soient les agents pathogènes de ces lésions anatomiques chez les chats. Quant aux rapports de cause à effet entre la présence des amibes dans l'intestin de l'homme et la production de la dysenterie, les lésions anatomo-pathologiques de l'intestin des chats semblent parler en faveur de leur pouvoir pathogène sur l'homme.

Cette entérite amibienne peut être *primaire* ou bien *secondaire*, survenant au cours d'une autre lésion intestinale. Ce sont alors des infections mixtes qu'il ne faut pas confondre avec la forme ulcéreuse amibienne pure.

Sur les huit autopsies faites sur des sujets ayant succombé à la dysenterie à fausses membranes de l'épidémie de Doeberitz, l'auteur n'a jamais trouvé d'amibes. Dans les selles dysentériques des trois sujets revenus de Chine, il n'y avait jamais ni des bacilles de SHIGA, ni de ceux de KRUSE.

DYSENTERIE A BALANTIDIUM COLI

Au début de ce travail, nous n'avons pas l'intention de nous arrêter à l'origine balantidienne de la maladie qui nous occupe. Mais au cours de nos recherches nous avons trouvé un article de N. Solovion, avec autopsie à l'appui, qui semble démontrer que les Balantidium peuvent réellement causer une dysenterie. C'est pourquoi nous avons cru devoir, afin de donner une description plus ou moins complète des agents pathogènes de la dysenterie, citer aussi les principaux travaux qui ont paru dans les derniers temps sur la dysenterie à Balantidium.

La première mention de la présence des Balantidium dans l'intestin de l'homme, se trouve dans le travail de Malmsten qui a trouvé ces parasites chez deux malades.

L'un était atteint de troubles intestinaux avec alternatives de constipation et de débâcles diarrhéiques, ténesme, amaigrissement excessif, selles de consistance de soupe à la farine, mêlées à des particules alimentaires non digérées. Le toucher rectal permit de reconnaître une ulcération à bords légèrement relevés, sécrétant du pus liquide mêlé de sang. Dans ce pus on trouva des Balantidium.

L'autre malade de Malmsten souffrait de diarrhée : à l'hôpital on diagnostiqua une entéro-colite. Sous l'influence du traitement l'état de la malade fut amélioré, mais, rentrée chez elle,

elle eut plusieurs retours offensifs de la maladie, avec selles fréquentes, liquides et accompagnées de ténesme et de coliques. A sa nouvelle entrée à l'hôpital, deux années plus tard, les selles étaient liquides, très fétides, jaunâtres : les Balantidium y pullulaient. La malade, très anémiée et amaigrie, avait des vomissements incessants et du hoquet.

Elle ne tarda pas à succomber et l'autopsie, pratiquée sept heures après la mort, démontra l'existence d'un engorgement des ganglions mésentériques et des follicules clos isolés de la partie terminale de l'intestin grêle. Mais ni dans le contenu de cet intestin, ni dans ses parois, pas plus que dans le contenu et les parois de l'estomac, il n'y avait de Balantidium. Par contre, on les trouvait dans toutes les parties du gros intestin, surtout dans le cæcum et son appendice dont la muqueuse était parfaitement saine. Dans le gros intestin on trouvait de petites ulcérations nécrotiques ayant pour point de départ les follicules clos. Au-devant de l'anse sigmoïde, il y avait une grande quantité de pus ichoreux et fétide : à la partie inférieure du rectum, on trouvait des fausses membranes et beaucoup d'ecchymoses. Les parasites étaient beaucoup moins nombreux dans le pus que dans le mucus intestinal des parties saines du gros intestin.

Eckecranz (1869) rapporte un cas de diarrhée avec ténesme, coliques et selles sanguinolentes où il a trouvé des Balantidium en quantité colossale.

Dans l'observation de Bellfrage (1869), l'affection, caractérisée par les vomissements, la diarrhée avec coliques et ténesme et selles sanguinolentes contenant des Balantidium, a amené la mort du malade. A l'autopsie on a trouvé l'intestin grêle intact, tandis que la muqueuse du gros intestin était couverte d'ecchymoses et d'ulcérations intéressant aussi la sous-muqueuse et même la musculeuse. Les sommets des plis intestinaux étaient couverts de fausses membranes. Il n'y avait pas de Balantidium dans l'intestin, mais l'auteur ne mentionne pas le temps écoulé depuis la mort jusqu'à l'autopsie.

Wissing a observé la même année, un cas de diarrhée avec coliques et selles muco-sanguinolentes excessivement fétides et contenant des Balantidium en masse.

L'observation de Hesschen (1873) est à peu près analogue.

Treille (1874) signale une épidémie de dysenterie sur l'aviso « le Volta », et où l'on trouvait des Balantidium dans les selles chez six des neuf malades examinés.

Raptshevsky (1881), a observé dans le service de Loesch, trois cas d'entérite dysentériforme à Balantidium, deux se sont terminés par la guérison ; dans le troisième on a trouvé à l'autopsie la muqueuse du côlon ecchymotique, couverte d'hémorragies, épaissie, boursouflée. Les follicules étaient augmentés de volume et présentaient des ulcérations cratériformes par place. Au côlon descendant les ulcérations étaient plus étendues, plus profondes, allant parfois jusqu'à la museuleuse. Les bords de ces ulcérations étaient creusés, décollés, épaissis. Les ganglions mésentériques étaient engorgés, parfois très pigmentés.

Raptshevsky admet que les Balantidium par leur irritation mécanique, aggravent les lésions intestinales en cas de catarrhe déjà préexistant. Pour cet auteur, les douleurs et le nombre des selles sont en raison directe du nombre des parasites.

Afanassiev a observé, en 1890, un cas de dysenterie grave avec marasme. Les selles contenaient des Balantidium.

A l'autopsie on trouva des lésions ulcéreuses et hémorragiques très marquées du gros intestin.

Les malades de Rusberg (1891-1892) avaient des selles très liquides, fétides, muco-sanguinolentes, contenant des Balantidium en grand nombre. L'état général des malades était très précaire.

Notons qu'un certain nombre d'auteurs mentionnent des cas où les Balantidium existaient bien dans les selles, mais où les signes de dysenterie proprement dite faisaient défaut. Le plus souvent il s'agissait de malades atteints soit d'autres affections concomitantes, soit porteurs d'autres parasites intestinaux.

En 1896, Gourvitsh a observé dans le service de Dehio (de Dorpat-Youriev), six malades dans les selles desquels on a trouvé des Balantidium. Toutefois, comme dans deux de ces cas il y avait d'autres parasites (Botriocéphales et Mégastomes), nous ne tiendrons compte que des quatre autres cas. Dans un de ces cas on a trouvé à l'autopsie de très nombreuses ulcérations du gros intestin, arrondies, à bords modérément infiltrés et allant jusqu'à la musculeuse. Pas de parasites, ni dans le contenu intestinal, ni dans la muqueuse râclée, ni dans l'épaisseur des autres tuniques de l'intestin.

A. Solovion décrit en 1899 un cas de diarrhée chez un vieillard ayant toujours habité le centre de la Russie et dans les selles duquel il a trouvé des Balantidium coli.

Au cours de la même année, Quincke, de Kiel, dans son travail sur les entérites à protozoaires, cite entre autres parasites qu'il a trouvés chez ses malades, aussi le Balantidium coli.

Tsurushotline, en 1900, décrit 21 cas (dont un chez un enfant de 4 ans) de troubles intestinaux avec Balantidium coli dans les selles. Les symptômes cliniques étaient ceux de la dysenterie vraie. Cet auteur a fait des expériences sur deux chats auxquels il a donné à manger de la viande arrosée avec les déjections de ses malades ; mais on ne trouva rien à l'autopsie de ces animaux sacrifiés au bout de 8 jours. A deux autres chats, Tsurushotline a introduit des déjections dans le rectum. A l'autopsie il a bien trouvé de petites ulcérations ou érosions intestinales, mais pas de Balantidium. Il en fut de même chez deux lièvres.

Saveliev (1901) rapporte également l'observation d'une malade originaire des provinces Baltiques, souffrant de diarrhée depuis un mois, avec ténesme, selles muqueuses et sanguinolentes, etc. A l'examen microscopique de ces selles, l'auteur a trouvé des Balantidium coli. — Saveliev note la rareté des troubles intestinaux dus au parasite en question. Dans toute la littérature tant russe qu'étrangère, il n'a trouvé que 79 cas de cette affection. Ces 79 cas se divisent d'après le lieu de leur apparition ainsi que suit.

Russie :
Dorpat-Youriev et ses environs. .   13 cas.
Finlande.   13   —
Saint-Pétersbourg.   12   —
Varsovie.   1   —
    Autres pays :
Suisse.   22   —
Cochinchine.   6   —
Italie.   5   —
Amérique.   2   —
Allemagne.   3   —
Afrique..   1   —
Îles de la Sonde.   1   —
           Total.   .   .   79 cas.

Malheureusement nous n'avons pu retrouver qu'une partie des publications où parurent ces travaux.

Les températures basses sont défavorables au Balantidium, de sorte qu'une heure ou une heure et demie après l'émission des garde-robes, on n'y trouve plus de ces parasites vivants.

En ce qui concerne l'infection expérimentale par le Balantidium, de chiens, de chats, de cobayes, les opinions et les résultats des expériences des auteurs sont très divergents. Les nombreux essais de MALMSTEN, RAPTSHEVSKY, HLAVA, MAY et divers autres auteurs ont donné des résultats négatifs.

N. SOLOVIOV, de Tomsk, a vu un malade atteint de dysenterie avec Balantidium typiques dans les selles. Le malade succomba et l'autopsie a pu être pratiquée 7 heures après la mort. L'auteur a trouvé des lésions dysentériques caractéristiques dans le gros intestin, et des Balantidium dans le contenu intestinal. Sur des coupes des ulcérations récentes, on voyait, à côté des bactéries diverses, des Balantidium coli, surtout sur les parties superficielles des parois nécrosées où ils étaient en amas ; dans les parties plus profondes de la sous-muqueuse, leur nombre était moins considérable. On n'en trouvait pas dans la couche glandulaire où il existait une légère infiltration cellulaire.

Contre l'hypothèse de la pénétration des Balantidium post mortem parle, d'après Soloviov, le fait de leur absence dans les parties les plus lésées, ou du moins de leur rareté dans ces points, tandis qu'on les trouve en quantité considérable en d'autres points. L'existence d'une infiltration inflammatoire où se trouvent les Balantidium coli semble parler en faveur de leur pénétration dans les parois intestinales intra vitam. Enfin on trouve même dans les couches profondes de l'intestin des Balantidium de tout âge, jeunes, vieux et morts.

Entre les glandes de Lieberkühn où l'infiltration cellulaire occupe parfois toute la sous-muqueuse, les Balantidium sont nombreux et en raison directe de l'infiltration cellulaire. Cette infiltration va parfois jusqu'à la musculeuse et est toujours accompagnée de Balantidium. La sous-séreuse est souvent détruite loin des lésions visibles à l'œil nu. On trouve surtout des Balantidium dans les fentes et les vaisseaux lymphatiques, mais on les rencontre aussi fréquemment dans les vaisseaux sanguins.

Soloviov conclut que les Balantidium pénètrent dans les parois intestinales de l'homme pendant la vie. Les parties nécrosées semblent constituer un terrain défavorable à leur développement. Par leurs mouvements propres ces parasites s'insinuent entre les glandes de la muqueuse saine, pénètrent dans la sous-muqueuse, s'y multiplient considérablement et y provoquent des altérations plus marquées que dans la muqueuse. De là ils vont entre les fibres de la musculeuse et jusque dans la sous-séreuse. Les lésions les plus marquées se trouvant dans la sous-muqueuse, c'est donc par là que débute la nécrose qui se propage ensuite en bas vers la musculeuse et, en haut vers la muqueuse.

L'opinion qui veut que les Balantidium ne vivent qu'à la surface de la muqueuse intestinale et se nourrissent de mucus se trouve donc ainsi controuvée. Leur présence dans toutes les couches de l'intestin explique d'après Soloviov, l'opiniâtreté du processus et les récidives fréquentes même après disparition complète de ces parasites des selles. L'auteur n'a pas trouvé ces derniers dans les autres organes, même dans les ganglions mésentériques engorgés.

VINOGRADOV, de Saint-Pétersbourg, auquel SOLOVIOV a envoyé ses pièces, a trouvé sur les coupes des Balantidium, moins nombreux à la surface de la muqueuse que dans l'épaisseur des parois intestinales. Ils pénétraient jusqu'à la musculeuse et la sous-séreuse, mais étaient surtout nombreux dans la sous-muqueuse et dans l'épaisseur même de la muqueuse, entre les glandes de Lieberkühn. On trouvait aussi quelques-uns de ces parasites dans la lumière de petites veines. Ils étaient entourés d'une énorme infiltration cellulaire amenant une congestion des vaisseaux qui étaient thrombosés par places. De là la modification de la muqueuse et la formation des ulcérations parfois très profondes.

Pour VINOGRADOV il ne doit exister aucun doute sur l'action pathogène des Balantidium coli sur le gros intestin. Le fait qu'on les trouve dans les vaisseaux sanguins doit faire supposer la possibilité des métastases dans les organes éloignés, surtout dans le foie et les poumons.

En 1902 N. SOLOVIOV publia un second travail sur la même question.

Il s'agissait d'une malade qui souffrait autrefois de diarrhée rebelle, mais qui actuellement était constipée. Elle entrait à l'hôpital pour un cancer du pylore.

Dans les garde-robes de cette malade on a trouvé des Balantidium en grand nombre, de même que dans les matières vomies, d'odeur fécaloïde. Or, tous les auteurs sont d'accord pour affirmer que le Balantidium vit exclusivement dans le gros intestin (disons toutefois que STOKVIS en a trouvé dans les crachats chez un malade). Il est probable que chez la malade de SOLOVIOV il y avait une communication directe entre le gros intestin et l'estomac : si les Balantidium ont pu continuer à se développer dans ce dernier organe c'est grâce à l'absence de l'acide chlorhydrique si fréquente dans le cancer de l'estomac.

Le malade succomba, et à l'autopsie, qui put être faite trois ou quatre heures après la mort, on trouva des adhérences entre l'estomac et l'angle colique droit. Le fond de l'ulcère cancéreux communiquait avec la lumière du côlon. Il n'y avait pas de Balantidium dans les parois de l'intestin grêle, mais on en trouvait dans le mucus recouvrant sa surface.

Le caecum, le côlon ascendant étaient remplis d'un liquide fétide, brunâtre où pullulaient des Balantidium. Le contenu stomacal était semblable à celui du gros intestin, mais contenait moins de parasites. Près de la valvule caecale se trouvaient plusieurs ulcérations.

Sur les coupes du gros intestin on trouva des lésions analogues à celles décrites déjà par Soloviov dans son observation antérieure; il en était de même des rapports des Balantidium avec les ulcérations coliques. Dans les parois de l'estomac on trouva aussi des Balantidium. Ils semblent donc pouvoir y pénétrer et y vivre dans les cas exceptionnels.

Soloviov conclut que :

1° Le Balantidium coli est l'agent pathogène des ulcérations du gros intestin.

2° Il pénètre dans la paroi intestinale par les espaces interglandulaires, et cela sans avoir besoin d'une lésion préalable.

3° Il se multiplie dans la sous-muqueuse et amène sa mortification, d'où troubles de nutrition et mortification de la couche glandulaire, c'est-à-dire formation d'ulcérations.

4° Dans quelques cas favorables le Balantidium coli peut pénétrer dans l'intestin grêle et l'estomac. Dans l'intestin grêle il peut provoquer un catarrhe muqueux grâce à ses mouvements.

Dans l'estomac il peut pénétrer dans l'épaisseur de la muqueuse.

5° Le Balantidium n'a pas de tendance à pénétrer dans les tissus morts.

6° Pour faire ces constatations il faut une autopsie précoce et une fixation rapide des pièces.

ORIGINE MICROBIENNE BANALE DE LA DYSENTERIE

Nous avons vu que parmi les auteurs qui attribuent à la dysenterie une cause parasitaire spécifique, les uns étaient partisans de l'origine amibienne, les autres de l'origine microbienne spéciale. Cependant un certain nombre d'entre eux ont attribué cette affection aux divers microbes vulgaires qu'ils ont trouvés soit dans les déjections des malades, soit à l'autopsie.

Nous ne nous arrêterons pas au fait mentionné par Basch (1869), qui aurait vu sur des coupes d'intestin de dysentériques des filaments, analogues au *leptothrix*, et des éléments ronds qu'il ne classe pas. Des leptothrix auraient également été vus plus tard (1882) par Mory. Dans sa relation des cas observés pendant la guerre de sécession Woodword (1879) dit avoir observé des cocci en chaînettes, mais ajoute ne pas être sûr de leur rôle pathogène. En 1875-1883 Raïewsky a également noté, à l'examen de coupes de muqueuses, des microcoques et des bactéries et a même fait des essais de culture de ces micro-organismes et de reproduction expérimentale de la dysenterie. La même année Prior a trouvé dans deux cas de dysenterie sporadique, des cocci et des bacilles ; comme les premiers prédominaient, c'est à eux qu'il a attribué toute l'importance.

Bourifontaine (1884-1885) signale la présence de bactéries et de microcoques dans les selles de dysentériques, et il essaie, mais sans succès, de reproduire la lésion par introduction de ces selles sous la peau des chiens.

Babès (1884) signale dans la dysenterie, la présence de diplocoques et de streptocoques ainsi que des bacilles.

Condorelli-Maccagni et Arnaud (1885-1886) décrivent un bacille isolé du contenu intestinal de dysentériques, mais constatent son absence dans le sang et la paroi intestinale. Ce bacille a bien provoqué la mort des animaux inoculés, mais en fait de lésions on ne trouva qu'une entérite banale.

Babès (1887) a également vu, dans les selles des enfants dysentériques, un petit bacille, liquéfiant la gélatine et provoquant une entérite hémorragique.

Schaffer (1887) n'attribue aucune valeur aux bacilles et aux cocci qu'il a vus sur les coupes colorées par le Gram.

En 1891 Veillon et Jayle ont publié un cas d'abcès dysentérique du foie, dans lequel ils ont trouvé un colibacille dans le pus.

Dans son travail que nous avons analysé en parlant du rôle des amibes, Councilman (1891) dit avoir isolé par culture de parcelles d'iléon et de côlon, de nombreux bacilles ressemblant au *b. lactis* et avoir vu, sur les coupes du côlon, plusieurs espèces de *colibacilles*, dont il souligne à plusieurs reprises la constance et l'abondance. Aussi pense-t-il que le colibacille, à virulence peut-être exaltée, intervient pour une part importante dans l'étiologie de la dysenterie.

De même Kruse et Pasquale (1893), dans un travail également déjà mentionné, notent la fréquence des variétés microbiennes suivantes : streptocoque, bacille éberthiforme, un b. clavatus, des espèces liquéfiant la gélatine ; aussi concluent-ils à une *infection mixte*.

Maggiora (1892) a constaté au cours d'une épidémie de Turin, la présence, dans les selles des dysentériques, de différentes espèces parmi lesquelles prédominait le colibacille ; le proteus vulgaris, le bacillus fluorescens et le pyocyanique étaient moins nombreux (Les amibes n'ont été vues qu'une seule fois). Maggiora conclut à la possibilité de l'exagération de la virulence du colibacille dans certaines conditions spéciales.

La même année Wesener attribue à la dysenterie épidémique une origine parasitaire végétale spécifique, et à la dysenterie endémique des tropiques une origine parasitaire animale. Il admet toutefois une *action combinée* des amibes et des bactéries. Enfin dans la dysenterie sporadique le colibacille jouerait un rôle important.

En 1893 Bertrand et Baucher publient les résultats de leurs recherches sur la bactériologie de la dysenterie : ils ont trouvé dans les déjections dysentériques au cours d'une épidémie nostras : 1° des microbes liquéfiants : vibrion septique, bacille pyocyanique, staphylocoques pyogènes aureus, albus et citreus, et 2° des non liquéfiants : colibacille, staphylocoque non liquéfiant. L'année suivante ces auteurs complètent leurs recherches par l'étude de la bactériologie de la dysenterie des pays chauds : ils isolent dans ces cas le vibrion septique, le bacille pyocyanique, deux variétés du colibacille : jaune et blanche, le staphylocoque et le streptocoque.

Laveran, qui à la même époque a examiné des selles de dix dysentériques, dit avoir trouvé dans un cas seulement des amibes : dans les neuf autres, il a trouvé un bacille qu'il n'a pu différencier, de par les cultures sur gélose et gélatine, du colibacille vulgaire. En outre il a constaté la présence dans les selles de ses malades, de diverses autres espèces bactériennes. Il conclut, d'accord avec les auteurs précédents, que dans nos climats la dysenterie reconnaît pour cause une infection polymicrobienne. Il ajoute toutefois cette hypothèse que peut-être la virulence de ces microbes se trouve-t-elle augmentée par l'arrêt de la sécrétion intestinale et le changement dans la composition du mucus.

Zancarol (1893) est très affirmatif dans ses conclusions et croit avoir péremptoirement démontré, par la méthode la meilleure qui existe, pense-t-il, que l'agent pathogène de la dysenterie est un streptocoque. Il a injecté à des chats, dans le rectum, des déjections dysentériques de chat atteint de dysenterie spontanée (et ayant eu des ulcérations intestinales et un abcès du foie), déjections qui contenaient des amibes vivantes. De ces 12 chats ZANCAROL a trouvé la dysenterie à amibes 7 fois, la dysenterie sans amibes 4 fois, et une fois une simple congestion de l'intestin grêle. En outre, chez trois de ces chats, les lésions ulcératives, trouvées à l'autopsie, ne s'étaient pas traduites par des selles caractéristiques pendant la vie.

Sur ces 12 chats, onze ont présenté des streptocoques, soit dans la paroi intestinale, soit dans d'autres organes, et 6 de ces 11 ont eu des abcès uniques ou multiples du foie, également à streptocoques.

D'autre part ZANCAROL a injecté dans le rectum de chats du pus hépatique provenant d'un malade, ne contenant pas d'amibes et stérile bactériologiquement. Cette injection a provoqué deux fois des abcès du foie et 4 fois la dysenterie.

L'injection de cultures pures des streptocoques provenant des mêmes sujets a donné la dysenterie avec ulcères cicatrisés au moment de l'autopsie, et avec présence de streptocoques dans le foie. Enfin l'injection de selles contenant des amibes a donné la congestion du gros intestin, sans présence d'amibes ; dans la rate on a trouvé des streptocoques.

À peu près à la même époque, CALMETTE publie les résultats de ses recherches faites à Saïgon. Il a trouvé dans les selles de dysentériques et dans les ulcérations intestinales de ces malades, ainsi que dans le sang examiné après la mort, le colibacille, des streptocoques et des staphylocoques et surtout le bacille pyocyanique de Gessard qui était particulièrement abondant. L'auteur en conclut que la dysenterie endémique est due au bacille pyocyanique, renforcé parfois par le streptocoque. Il se garde toutefois d'affirmer que ce soit là le seul bacille spécifique de la dysenterie.

Les abcès du foie ne se sont jamais montrés, dans les cas de CALMETTE, ni infectants, ni toxiques ; aussi cet auteur en conclut-il que tant que le foie est intact, il détruit les toxines des bacilles pyocyaniques, élaborées dans l'intestin et apportées par la voie porte. Dès qu'il y a surproduction de ces toxines, elles s'accumulent dans la glande hépatique et y exercent leur action nécrosante.

Par l'injection de culture du bacille pyocyanique et du streptocoque, CALMETTE a provoqué l'inflammation du cæcum et de l'intestin grêle.

ARNAUD (1894), qui a étudié la question sur 60 malades à Tunis, a reproduit chez 5 chiens la dysenterie typique avec ulcérations intestinales, en injectant des cultures d'un colibacille à faculté végétative et à qualité pathogène spéciales qu'il a isolé des selles dysentériques de ses malades.

SILVESTRINI (1894-1895) a isolé un diplocoque qu'il croit pathogène et dont la culture pure, injectée dans le rectum à des chiens et à des chats, a provoqué un catarrhe intestinal grave.

De même VINCENT (1896), en ensemençant des selles de dysentériques du Tonkin ou de Madagascar, a obtenu des colonies de colibacilles ; il a également trouvé des variétés de coli dans la rate et les ganglions mésentériques de sujets ayant été atteints de dysenterie chronique.

Une variété de colibacille a également été observée par B. GALLI-VALERIO (1896) qui l'a vue à côté des amibes et des cocci. Cette variété liquéfie lentement la gélatine, forme un voile sur le bouillon, coagule le lait et prend le Gram. Introduite par voie buccale, elle provoque des selles dysentériques. Aussi l'auteur en conclut-il que la dysenterie est provoquée par une variété de colibacille. Il a pu immuniser le chien par voie sous-cutanée, et le sérum de ce dernier immunisait le cobaye et la poule.

BERTRAND dont nous avons déjà mentionné un travail, en publie un autre en 1897, où il rappelle les résultats de ses recherches antérieures et se prononce de nouveau en faveur de l'origine polymicrobienne de la dysenterie ; dans la forme aiguë, nostras, prédominerait le bacille pyocyanique ; dans la forme chronique des pays chauds il semble, dit l'auteur, que c'est le colibacille, plus ou moins modifié, qui prédomine. L'existence d'un microbe spécial, spécifique de la dysenterie, lui paraît inadmissible ; par contre la seule rationnelle serait l'hypothèse de l'action des saprophytes intestinaux plus ou moins modifiés dans leur virulence. Et BERTRAND cherche à établir la part de chacun de ces microbes dans la production de tel ou tel aspect de la diarrhée dysentérique.

Cet auteur a en outre isolé des selles de dysentériques des ptomaïnes : elles n'ont rien provoqué chez les animaux mais ont donné lieu chez les deux assistants de M. BERTRAND qui manipulaient ces substances, à des symptômes dysentériques. L'injection aux animaux des cultures du colibacille a échoué entre ses mains ; par contre il dit avoir obtenu des résultats positifs avec le vibrion septique, mais en réalité il n'a obtenu que la congestion du gros intestin. Il en était de même pour le staphylocoque. Mais BERTRAND ne s'en étonne pas car, dit-il, tous ces bacilles ont besoin d'un terrain préparé pour provoquer la dysenterie. L'apparition du sérodiagnostic ne fait pas changer d'avis à BERTRAND, et en 1902 il soutient la même opinion, en y ajoutant seulement l'hypothèse de l'exaltation du virus en vase clos.

En 1897 paraît un travail important de JANOWSKI sur la dysenterie à Varsovie. Cet auteur a examiné les selles fraîches de 54 dysentériques et affirme n'y avoir jamais observé d'amibes, ni libres ni encapsulées, et il se prononce pour l'origine polymicrobienne. La symbiose peut modifier la virulence des hôtes normaux et donner lieu à une infection générale et à une lésion diphtéroïde locale ; suivant que l'une ou l'autre espèce bactérienne trouve des conditions favorables à l'exaltation de sa virulence, l'épidémie est due à tel ou tel microbe.

La différence dans l'intensité des épidémies tient à la toxicité plus grande tantôt de l'un, tantôt de l'autre des bacilles de l'intestin, et la durée variable des épidémies est en rapport avec la résistance du bacille qui est devenu virulent. Il y aurait donc lieu, selon l'auteur, de chercher non pas l'agent spécifique, mais le bacille qui confère dans l'épidémie donnée, aux hôtes normaux, ses commensaux, la propriété de devenir pathogènes. Ce bacille (coli, streptocoque, pyocyanique) varie probablement selon les pays. Peut-être aussi certains saprophytes agissent-ils de même et peuvent ils devenir pathogènes.

Quant à l'abcès hépatique de la dysenterie tropicale, les amibes ouvrent aux bactéries la voie et leur préparent peut-être le terrain dans le foie ; en général dans cette dysenterie l'auteur admet l'action combinée des amibes et des bactéries.

LIOUBOMOUDROV, de Moscou (1898) n'a trouvé dans les selles de dysentériques que le colibacille et le bacillus subtilis.

Le cas publié la même année par ALESSANDRI est surtout intéressant parce qu'il semble prouver une certaine corrélation entre la dysenterie vraie et l'entérite dysentériforme des cachectiques. Chez une femme opérée d'un cancer du sein s'est montrée une diarrhée sanguinolente et la diphtérie de la plaie cutanée. La femme ayant succombé, on trouva à l'autopsie des lésions d'entéro-colite ulcéreuse ; en outre on a isolé des membranes de la plaie, et du sang pris pendant la vie, un colibacille en culture pure. La toxine de ce colibacille, préparée d'après la technique de Celli, provoquait chez le chat, à dose faible et répétée (1/4 à 1/2 centimètre cube), introduite par diverses voies, une dysenterie typique, avec érosions et ulcérations du gros intestin et infiltration cellulaire.

CIECHANOWSKI et NOWACK (1898) n'ont pas vu non plus d'amibes à Varsovie, mais ont toujours trouvé dans leurs 16 cas de dysenterie endémique et 5 cas secondaires (?), une forme colibacillaire et des streptocoques. Sur les coupes ils n'ont trouvé ni amibes, ni bacilles coliformes (le bacille d'apparence coliforme qu'ils ont trouvé, prenait le Gram), mais toujours des streptocoques. Par les cultures ils n'ont isolé qu'un colibacille, très virulent. Les expériences faites avec les cultures ont échoué, alors que l'injection des toxines (culture filtrée) a donné des résultats analogues à ceux qu'a obtenus Calll. Le streptocoque semble jouer un rôle adjuvant : peut-être est-ce un streptocoque spécial : *le streptocoque dysentérique*.

A la suite de ses recherches expérimentales, faites à Alexandrie, Perrures (1898) refuse tout rôle pathogène aux amibes et l'attribue surtout au streptocoque, car par l'injection des cultures de ce dernier il a provoqué des lésions caractéristiques. Dans l'abcès du foie il a presque toujours pu isoler un streptocoque qu'il a retrouvé dans le sang (pendant la vie), et dans les coupes du foie (prélevées à l'opération). Il n'a jamais vu d'amibes ni dans les abcès expérimentaux du chat, ni dans l'abcès dysentérique spontané de l'homme (malgré la présence, dans ce dernier cas, d'amibes vivantes et nombreuses dans les selles).

En Allemagne, Ascurg (1899) note l'absence d'amibes dans 96 cas observés dans une province limitrophe de la Russie, mais décrit un streptocoque qui agglutine le sérum des malades. Sa culture injectée au chat a provoqué dans un cas une dysenterie typique. Ascurg n'a pas trouvé chez ces malades le bacille de Shiga.

ORIGINE BACILLAIRE SPÉCIFIQUE DE LA DYSENTERIE

Nous arrivons à l'étude du second groupe important : celui de la dysenterie bacillaire spécifique.

Dans sa thèse inaugurale (1884) BESSAU s'arrête longuement sur l'étude des selles de 24 dysentériques dont il a pratiqué 100 examens à diverses périodes de la maladie. Il dit en avoir isolé un micrococque qui se trouverait aussi dans le sang des malades ; il a en outre fait un certain nombre d'expériences, mais il n'a obtenu de résultat positif qu'après avoir provoqué préalablement la diarrhée, par injection d'eau ammoniacale qui diminuait la résistance de l'intestin. Ces expériences consistaient en injection rectale de la culture isolée : sur 29 injections faites à 25 chats il a obtenu 25 résultats positifs ; dans 54 autres essais il a échoué. L'auteur en conclut à l'action pathogène de son micrococque.

Mais le premier qui a soulevé la question d'un bacille spécifique de la dysenterie est KRUSE. En parlant, dans son Traité de Pathologie Générale publié en 1887, de la dysenterie cet auteur dit avoir trouvé chez des dysentériques, dans les glandes de la muqueuse et dans la sous-muqueuse, un petit bacille spécial qu'il considère comme pathogène de la dysenterie. Ce bacille ne liquéfie pas la gélatine ; ensemencé par piqûre, il ne pousse pas dans la profondeur et donne de petites colonies ponctiformes. KRUSE n'a pas vu de sporulation. Il n'a pas observé ce bacille dans l'intestin de sujets non dysentériques. Cependant les essais de reproduire la dysenterie chez le chien et le lapin avec les cultures obtenues de ce bacille ont échoué.

OKRN aurait également vu dans la dysenterie diphtéroïde de fins bâtonnets, siégeant profondément dans le tissu atteint.

Mais c'est à MM. CHANTEMESSE et WIDAL qu'appartient en réalité la première description détaillée du bacille spécifique de la dysenterie, description publiée en 1888 et étayée sur les preuves expérimentales et anatomo-pathologiques. Ces auteurs ont, en effet, eu l'occasion d'étudier cinq cas de dysenterie contractée dans les pays chauds. A Alger ils ont pratiqué l'autopsie d'un sujet mort en pleine poussée suraiguë de dysenterie. L'autopsie a été faite quelques moments après la mort et les lésions qu'ils y ont trouvées étaient caractéristiques. Dans les selles de ce malade pendant la vie, dans les parois du gros intestin, à l'autopsie dans les ganglions mésentériques et même dans la rate, MM. CHANTEMESSE et WIDAL ont trouvé un bacille spécial qu'ils ont pu cultiver et isoler. Le même microbe a été trouvé par ces auteurs, et cela d'une façon constante, dans les selles des quatre autres sujets atteints de dysenterie, qui étaient en traitement à Paris à cette époque. *Ce microbe n'a jamais pu être décelé dans les garde-robes des sujets sains.* Il avait des caractères morphologiques, biologiques et pathogéniques propres sur lesquels nous reviendrons.

A l'autopsie de leur dysentérique, MM. CHANTEMESSE et WIDAL ont trouvé un épaississement considérable des parois du gros intestin au niveau de la muqueuse et de la sous-muqueuse. Les glandes intestinales étaient augmentées de volume et atteintes de catarrhe; par places elles étaient comme abrasées. Le tissu conjonctif interglandulaire avait proliféré.

A la surface de la muqueuse on trouvait des microbes en grand nombre, de même que dans les culs-de-sac glandulaires et entre les glandes en tubes. La celluleuse épaissie et enflammée était farcie de ces micro-organismes. On en trouvait aussi dans les ganglions mésentériques.

Les fragments de la muqueuse, du côlon, et des ganglions

mésentériques, ensemencés sur différents milieux ont donné quelques colonies de cultures pures du microbe en question.

Morphologiquement c'est un bacille de 1 à 3 μ de longueur, légèrement ventru, à extrémités arrondies. Il se présente ordinairement isolé ou quelquefois par paires. Il est très peu mobile et il est difficile de dire s'il s'agit de mobilité propre ou de mouvements moléculaires actifs. Il ne liquéfie pas la gélatine ni dans la profondeur ni à la superficie. Sur la gélose inclinée ses colonies forment une pellicule brunâtre qui se développe peu et ne s'étend jamais jusqu'aux parois du tube.

Il pousse avec énergie sur l'eau de Seine stérilisée.

Sur les plaques de gélatine il se développe à la température ordinaire et forme des colonies d'aspect spécial qui permettent de le distinguer.

Lorsque ces colonies sont encore à peine visibles à l'œil nu, on voit à un faible grossissement qu'elles forment une tache claire. Cette tache prend plus tard une teinte un peu jaunâtre et la colonie semble alors constituée par deux cercles concentriques, l'intérieur un peu plus foncé, l'extérieur un peu plus clair, à contours plus réguliers.

Les cultures sur gélatine plus vieilles prennent un aspect blanchâtre et granuleux. Le diamètre de ces colonies ne dépasse jamais celui d'une petite lentille. Jamais on n'a vu de spores.

Sur la pomme de terre ces bacilles donnent des colonies jaunâtres légèrement sèches et peu luxuriantes. Ils poussent aussi sur la gélose et dans le bouillon. *Pas de formation d'indol*; pas de formation de gaz au bout de 24 heures dans l'eau peptonée gélosée glucosée, ce qui les différencie du colibacille. *Ils ne prennent pas le Gram.*

Inoculation aux animaux. — MM. Chantemesse et Widal ont expérimenté avec des cultures pures sur le cobaye soit par l'injection buccale, soit par l'inoculation dans l'intestin, soit par l'injection intrapéritonéale.

Les cobayes nourris par la bouche avec une petite quantité de cultures pures paraissent pendant les premiers jours ne ressentir aucun mauvais effet de ce traitement. Si on les sacrifie au bout de huit jours, on trouve l'estomac parsemé de quelques légères ulcérations du volume d'une petite lentille. La première partie du gros intestin renferme des matières très liquides et contient les microbes injectés ; son diamètre est augmenté, ses parois épaissies et parsemées d'ecchymoses, les follicules clos sont atrophiés. Si l'on a pris soin d'alcaliniser fortement l'estomac avec du carbonate de soude avant l'injection du bacille dysentérique, les lésions produites par le microbe sur la muqueuse gastrique sont beaucoup plus accentuées. Elles se présentent sous forme de plaques ulcérées, à contours irréguliers, recouvertes d'une fausse membrane pultacée et reposant sur des parois indurées blanchâtres, d'aspect fibreux.

L'injection intrapéritonéale fait périr les cobayes en deux ou trois jours avec péritonite, péricardite et pleurésie fibrineuse. L'examen bactériologique décèle les microbes en culture pure dans les fausses membranes et le sang.

L'inoculation intra-intestinale après laparotomie donne les résultats les plus significatifs. Sur des animaux sacrifiés au bout de huit jours, CANNTIEMESSI et WIDAL ont trouvé la première partie du gros intestin très épaissie et la cavité intestinale remplie de diarrhée liquide contenant le microbe. La membrane muqueuse était gonflée, ecchymosée, ulcérée, les follicules clos étaient hypertrophiés, ainsi que les ganglions mésentériques. À l'examen microscopique les lésions apparaissaient disséminées par foyers isolés les uns des autres. Les régions malades montraient un catarrhe intense des glandes intestinales. Entre les tubes glandulaires on voyait pénétrer dans l'intérieur des tuniques intestinales un grand nombre de bacilles qui allaient former des foyers entre la muqueuse et la celluleuse. Ces foyers avaient un volume variable, ils étaient abondants dans quelques follicules clos. La semence prise au niveau de ces points donnait des cultures pures du bacille inoculé huit jours auparavant. Le foie présentait trois foyers dans lesquels le parenchyme était devenu jaunâtre. Sur les coupes, colorées au bleu de méthylène en solution ammoniacale, on constatait une nécrose de coagulation au centre des espaces porte, et dans les capillaires adjacents, des microbes semblables aux bacilles inoculés.

MM. Chantemesse et Widal concluaient que la présence du bacille spécial décrit par eux dans les parois intestinales, les ganglions mésentériques, les garde-robes d'un homme ayant succombé à une poussée aiguë de dysenterie, sa constatation dans les selles de cinq dysentériques, son absence dans les garde-robes de l'homme sain, les lésions expérimentales qu'il fait naître dans l'intestin et les viscères plaidaient en faveur de sa spécificité.

En 1891, Grigoriew dit avoir observé dans les selles des dysentériques ainsi que dans la muqueuse et la sous-muqueuse intestinale et les ganglions mésentériques, un bacille qu'il considère bien à tort comme identique à celui de Chantemesse et Widal. Ces bacilles isolés ou groupés par 2-3-4 forment sur la gélatine des disques clairs à deux anneaux concentriques dont l'intérieur est plus foncé que l'extérieur; ceux de la surface sont plus grands que ceux de la profondeur; ces disques sont d'un brun clair à la lumière diffuse, blanc grisâtre à la lumière directe.

Sur plaques de gélose on obtient trois espèces de colonies: 1° les unes superficielles, formées de grands disques ronds, blanc grisâtres; à un faible grossissement ils sont brun clair, à contour net; dans la colonie on voit des taches irrégulièrement arrondies, brun foncé; 2° des colonies profondes, rondes, aplaties, plus petites, de coloration brun clair sur les bords, brun foncé au centre, avec point central et quelques petits points isolés; enfin, 3° dans toutes les couches on trouve des colonies punctiformes, rondes ou fusiformes.

La culture par piqûre sur gélatine donne une strie assez large, grise, ressemblant aux barbes d'une plume d'oie. Sur gélose il se forme d'abord une culture le long de la piqûre qui gagne ensuite la surface sous forme d'un enduit gris s'étendant ensuite jusqu'aux bords. Sur la gélose oblique apparaît un enduit blanc grisâtre argenté ; sur la gélatine l'enduit est formé d'innombrables petites granulations. Au bout de 5 jours l'enduit s'épaissit et présente des bords dentelés et striés.

Sur la pomme de terre se forme un enduit *épais*, jaune grisâtre, à surface brillante. Le bouillon est troublé et des granulations de dimensions moyennes s'y déposent, avec fins flocons en suspension ; un voile gris blanchâtre se forme à la surface, plus tard il tombe au fond. Ces cultures ne troublent pas le bouillon peptone, et ne donnent pas de réaction acide.

Le bacille se décolore par le Gram, mais *dégage une odeur d'hydrogène sulfuré*. Les expériences d'injection de culture pure de ce bacille ou de selles fraîches sont restées sans résultat ; après injection préalable d'eau ammoniacale à 5 pour 100 les cultures ou les selles provoquaient bien du catarrhe intestinal, mais à l'autopsie des animaux sacrifiés on ne trouvait pas d'ulcérations.

Kobn (1892) dit également avoir isolé un bacille spécial du pus d'un abcès hépatique trouvé à l'autopsie d'un sujet chez lequel on trouva en même temps des cicatrices et des ulcérations intestinales. C'était un bâtonnet gros, court, à extrémité arrondie, formant sur gélose des cultures analogues à celles du bacille typhique ; il ne prenait pas le Gram, était légèrement mobile, *liquéfiait la gélatine* sur laquelle il donnait des colonies identiques à la superficie et la profondeur. Sur la pomme de terre il formait un enduit *épais*, jaune clair allant jusqu'au *jaune brun*, formant un voile jaune à la surface. Sur la gélose il produisait une saillie jaune d'œuf, à bords plus clairs. Pas de sporulation. Pas de dégagement de gaz. La culture sur le lait était caractéristique : le lait, sans être coagulé, se séparait en deux couches ; au bout de 3 jours tout le lait était transformé en un liquide séreux uniformément trouble où surnageaient les globules graisseux non modifiés. Dans tous les milieux il formait du pigment jaune.

L'expérimentation a donné des résultats négatifs, sauf la formation d'abcès au point d'inoculation. Kohn croit que son bacille crée un locus minoris resistentiæ et qu'en symbiose avec le streptocoque il devient virulent.

L'année suivante Ogata relate ses recherches sur le bacille qu'il a vu au cours d'une petite épidémie au Japon. Dans les flocons de mucus des selles séro-muqueuses ou sanguinolentes de 15 malades il a trouvé des bacilles fins, courts, se groupant parfois par 2 ou 3, se décolorant par le Gram et ne liquéfiant pas la gélatine. Il les a également observés à l'examen des coupes de la paroi intestinale où il les a vu pénétrer dans les glandes et les espaces interglandulaires, ainsi que dans le tissu cellulaire sous-muqueux, même quand l'épithélium muqueux était parfaitement conservé. Souvent on les voyait en culture presque pure. Leur longueur était à peine de 1 μ. Injectés aux cobayes et aux souris sous la peau et dans le rectum, ces bacilles ont donné des résultats négatifs.

D'autre part, Ogata a aussi isolé dans 11 cas des selles et une fois des ulcérations intestinales un autre bacille, très fin et court, *liquéfiant la gélatine*, *ne se décolorant pas* par le Gram, et *pathogène* pour la souris, le cobaye et le chat. Ces bacilles sont *très mobiles*, leurs extrémités sont arrondies et souvent ils sont réunis par deux. En culture sur plaques ces bacilles forment des colonies rondes, nettement limitées, d'un jaune verdâtre, puis gris jaunâtres et granuleuses. La gélatine se liquéfiant, les contours deviennent irradiés.

Ces cultures injectées aux animaux, sous la peau ou dans le rectum, ou introduites par voie buccale ont provoqué des selles muqueuses, des ulcérations et des hémorragies intestinales, des indurations dans le foie, et la tuméfaction des ganglions mésentériques. — Ogata n'a jamais trouvé d'amibes chez ses malades.

Dans son Traité de Pathologie Générale Ziegler (1892) décrit également un bacille qu'il a observé dans la dysenterie épidémique et qu'il a trouvé dans la muqueuse et la sous-muqueuse.

En 1895-1896 parurent des travaux importants publiés en partie par CELLI seul, en partie en collaboration soit avec FIOCCA, soit avec VALENTI. Déjà dès 1895 CELLI pense que le bacille qu'il a trouvé est identique à celui de CHANTEMESSE et WIDAL.

Ces auteurs ont étudié des cas sporadiques et épidémiques dans diverses localités en Italie, ainsi que des cas observés à la fin d'une épidémie en Égypte, en tout 162 cas de dysenterie épidémique. Leur attention a été portée aussi bien sur les bactéries que sur les amibes. Les expériences ont été faites sur 140 chats.

Dans leur premier travail ils arrivent à cette conclusion que dans le dysenterie de nos pays aussi bien que dans celle des pays chauds (Égypte) on ne trouve pas, comme dans les autres maladies infectieuses, un micro-organisme pathogène spécial. Les amibes et surtout l'Amoeba coli ne peuvent pas être considérées comme la cause directe de la dysenterie et cela pour les raisons suivantes :

1° Il existe des cas de dysenterie épidémique, endémique et sporadique sans trace d'amibes quelconques ;

2° Par injection de selles dysentériques ou de cultures contenant des amibes et des bactéries on peut provoquer une dysenterie exempte d'amibes. On peut aussi provoquer la dysenterie après avoir tué les amibes par la chaleur et en inoculant ainsi seulement les bactéries et leurs toxines ;

3° Les amibes sont très répandues dans le milieu ambiant en Égypte, les auteurs ayant pu en isoler de l'eau du Nil ; l'Amoeba coli y est également très fréquente, ce qui expliquerait sa fréquence dans l'intestin des dysentériques où elle peut proliférer. Et c'est ainsi qu'on la trouve dans l'intestin des sujets bien portants qui n'ont jamais eu de dysenterie ;

4° On trouve comme hôtes inoffensifs de l'intestin de sujets sains et de ceux qui sont atteints d'une lésion intestinale quelconque, dysenterie y compris, diverses autres amibes, telles que l'A. *guttula, oblonga, spinosa, diaphana, vermicularis* et *reticularis.* L'Amoeba coli a attiré l'attention des auteurs qui se sont occupés de la dysenterie, à cause de sa forme et de ses

mouvements, tandis que toutes les autres échappent facilement
à l'observation la plus sagace, si l'on ne recourt pas à la culture.

Dans les déjections dysentériques, on trouve en même temps
et toujours le colibacille, généralement accompagné d'une
variété ressemblant au bacille typhique, souvent aussi de streptocoques et parfois de proteus vulgaris. On peut provoquer
expérimentalement la dysenterie en inoculant, par voie buccale et rectale, ce colibacille et parfois aussi les deux dernières variétés microbiennes. Il semble même que l'action
concomitante de ces deux dernières soit la cause qui transforme le colibacille banal en variété *bacterium coli dysentericum* dans l'intestin et peut-être même dans les circum-
fusa. Le bacille ainsi transformé, avec sa toxicité spécifique,
pourrait persister dans toute une série d'animaux.

Cette variété se distingue surtout en ce qu'elle élabore une
toxine capable de provoquer la localisation dysentérique typique quand elle est introduite par la bouche ou le rectum, ou
même inoculée sous la peau. Cette toxine dysentérique peut être
précipitée des cultures en bouillon par l'alcool et être dissoute
dans l'eau. Elle peut parfois être très virulente et provoquer,
après introduction par la bouche, la mort très rapide : dans ce
cas la localisation intestinale est minime ou fait même complètement défaut. On observe cette variété d'intoxication aiguë
quand apparaît dans une partie circonscrite de l'intestin le
mélæna en même temps que la dysenterie, ou sans cette dernière.

L'année suivante, les auteurs publient les résultats de leurs
nouvelles recherches sur la même question, résultats qui cor-
roborent et complètent les données déjà obtenues antérieure-
ment. Cette fois, ils ont étudié non seulement la dysenterie
aiguë, mais encore un cas de variété d'entéro-coli-péritonite que
Babès et Zagura ont décrit, en Roumanie, comme une forme
spéciale de la dysenterie.

Les expériences consistaient en :

1° Inoculations des déjections des dysentériques à des chats;

2° Examen bactériologique des déjections et des organes au point de vue de la présence d'amibes ou de bacilles ;

3° Inoculation des cultures pures ;

4° Expériences avec les toxines et

5° Essais d'immunisation.

Celli et Fiocca doutent qu'aucun des expérimentateurs aient jusqu'ici reproduit par injection de selles la véritable forme ulcéreuse typique de la dysenterie de l'homme. La dysenterie obtenue et qu'on peut appeler « expérimentale » consiste généralement en une hypérémie et l'infiltration hémorragique de la muqueuse du gros intestin, avec ou sans ulcérations nécrotiques superficielles. Dans ces expériences, la mort est assez fréquente par intoxication, après amaigrissement et sans lésions anatomiques manifestes.

Dans les 16 expériences de cette catégorie, Celli et Fiocca n'ont pas reproduit la forme ulcéreuse, mais une altération intestinale allant de l'hypérémie à l'infiltration hémorragique de la muqueuse, parfois aussi du foie; ou bien la mort survenait après amaigrissement et marasme, par intoxication générale, sans lésions anatomiques manifestes. Les auteurs n'ont pas pu transmettre la maladie, par injection intrarectale, de chat à chat.

À l'examen des déjections en préparations colorées, Celli et Fiocca n'ont jamais vu d'éléments spéciaux et ils pensent que ce que Kartulis avait pris pour des amibes n'étaient que des éléments cellulaires.

Les auteurs signalent la multiplicité de la flore intestinale. Dans les cultures faites avec les selles, parmi les nombreuses bactéries, le colibacille en question se distingue par sa toxicité particulière et par ce fait que par l'injection de ses cultures on arrive, dans la moitié des cas, à reproduire la même dysenterie expérimentale que par l'injection des matières dysentériques fraîches. Celli et Fiocca désignent ce colibacille à toxicité exaltée sous le nom de « *bacille colidysentérique* ». La stérilité du sang du cœur prouve qu'il ne s'agit pas de septicémie, mais de *toxémie*.

Introduite par voie buccale, cette toxine est sans effet (probablement grâce à sa neutralisation par l'acide chlorhydrique du suc gastrique, ou bien parce qu'elle n'est pas absorbée par la muqueuse intestinale).

Injectée sous la peau ou dans le péritoine, elle exerce une *action élective* sur la muqueuse intestinale, surtout sur celle du gros intestin, y provoquant l'hypérémie, l'hémorragie et même la nécrose superficielle ; la chute de l'escarre produit alors l'ulcération, mais dans aucun cas on ne provoque de lésion de la sous-muqueuse ni de la musculeuse. Les follicules clos sont intacts ; il n'y a pas d'infiltration leucocytaire. Ces altérations sont identiques à celles qu'on provoque par injection des selles et des cultures.

La nécrose superficielle ouvre la voie aux microbes pyogènes, hôtes habituels de l'intestin, qui trouvent là un terrain tout préparé pour exercer leur action destructive, en s'insinuant entre les parties nécrosées. C'est ce qui expliquerait la prétendue multiplicité des bactéries de la dysenterie. Avec cette théorie, disent Celli et Fiocca, on peut admettre que même les amibes, commensaux normaux de la flore bactérienne intestinale, trouvent chez les dysentériques des conditions favorables à leur développement et entretiennent les ulcérations provoquées par les microbes pyogènes.

L'action de la toxine en question varie selon la dose : à haute dose, elle est *hypothermisante* (ce qui correspondrait à la forme algide de la dysenterie) et provoque un amaigrissement rapide.

En plus de l'*action générale*, se traduisant par l'anorexie, les vomissements, la diarrhée sanguinolente, avec ou sans ténesme, il faut encore noter l'*action locale* allant de l'hémorragie au niveau du point inoculé jusqu'à la formation, plus ou moins rapide selon la dose, d'*abcès* nécrotique disséquant à *pus stérile*. La fréquence de ce dernier est en raison inverse de l'action générale de cette toxine. Les auteurs établissent un parallèle entre ces abcès expérimentaux et les abcès du foie si fréquents au cours ou à la suite de la dysenterie chez l'homme dans les pays chauds.

Nous devons signaler ici un fait intéressant observé par les auteurs : ils disent, en effet, qu'après une tolérance passagère les doses croissantes provoquent le marasme, une *stomatite aphteuse* et la mort. Ce fait nous semble intéressant à noter, car on sait que la stomatite aphteuse constitue un des caractères principaux de la diarrhée de Cochinchine, et que d'autre part certains auteurs considèrent cette dernière comme identique à la dysenterie chronique. Aussi la lésion produite par Celli nous a-t-elle paru mériter d'être soulignée.

Le passage de chat à chat permet d'obtenir une toxine très active. Les auteurs auraient retrouvé cette toxine dans le sang en circulation, aussi bien chez les animaux que chez l'homme.

Toutes ces données ont été contrôlées par l'injection de toxines des autres bacilles isolés des selles dysentériques : la streptotoxine ne provoquait pas des lésions locales ; la toxine du bacille Eberthiforme et le coli non dysentérique n'agissaient que sur l'intestin grêle. *Morphologiquement, il n'y avait aucune différence entre le bacille coli dysentérique et le non dysentérique.* Seule la localisation des lésions les distinguait (gros intestin pour le premier, intestin grêle pour le second).

En résumé, disent les auteurs, la spécificité du bacille colidysentérique est évidente et la dysenterie peut étiologiquement être envisagée comme une *intoxication intestinale spécifique primitive, avec infection ulcérative secondaire par les microbes pyogènes.*

Enfin, en 1899, paraît un travail de Celli et Vallenti, dans lequel ils précisent que la toxine isolée par eux est une toxoprotéine et qu'ils sont arrivés à immuniser l'âne contre cette toxine ; un des sérums qu'ils ont obtenus a une action spécifique sur le bacille colidysentérique. Se basant sur le sérodiagnostic et sur les caractères donnés, déjà à cette date par Shiga de son bacille, Celli et Vallenti concluent à *l'identité du bacterium colidysentericum de Celli et du bacillus dysentericus de Shiga.* Ils donnent alors comme caractères distinctifs de leur bacille le faible développement de gaz sur la gélose glucosée où il ne pousse qu'après 48 heures ; il ne coagule que faiblement le lait et seulement au bout de 5 jours. Enfin. en 1902. CELLI est plus précis et parle des mouvements du bacille qu'il a isolé.

Les premières recherches de SHIGA, du Japon, datent de 1897-1898 : il a trouvé à cette époque dans les selles de 36 dysentériques un bâtonnet court, arrondi aux extrémités. à *mouvements lents*, comme ceux indiqués par Chantemesse et Widal. ressemblant morphologiquement au bacille d'Eberth et donnant aussi des formes d'involution. Il se *décolore* par le Gram et ne donne pas de spores. Sur gélose il forme au bout de 24 heures des colonies arrondies. humides, bleuâtres par transparence. prenant ensuite des formes irrégulières.

Sur plaque de gélatine il donne des colonies à contours nets. jaunâtres, finement granuleux. d'aspect folié et ne formant pas de pellicules. Les colonies superficielles et les colonies profondes ont à peu près le même aspect. Au bout de quelques jours la partie centrale devient plus foncée et la partie périphérique plus claire. *La gélatine n'est pas liquéfiée.*

Sur la pomme de terre le bâtonnet forme un enduit à peine apparent. sec, blanc. devenant au bout de quelques semaines brun rougeâtre.

Il ne *coagule pas le lait*. ne fait *pas fermenter* le glucose. ne donne *pas d'indol*.

L'auteur a trouvé ces bacilles dans les déjections de 34 de ses 36 malades et plusieurs fois dans la paroi intestinale : mais jamais il ne les a constatés dans les selles des sujets sains ou atteints d'affections intestinales autres que la dysenterie (fièvre typhoïde. diarrhée tuberculeuse. béribéri). Ces *bacilles agglutinaient par le sérum des dysentériques*. tandis que les autres bactéries isolées de ces fèces n'agglutinaient pas. D'autre part ils n'étaient pas agglutinés par le sérum de sujets sains. ni par celui d'autres malades. Injectées dans le péritoine. les cultures de ces bacilles provoquaient des hémorragies de la paroi intestinale et des selles sanglantes.

La culture stérilisée injectée à l'homme provoque des phénomènes généraux et une infiltration locale, douloureuse à la pression. Le sérum de ce sujet agglutine au bout de 10 jours. Le bacille semble donc être bien spécifique et pathogène.

Bientôt Shiga complète cette description. Il n'a jamais pu isoler son bacille des selles au premier stade de la maladie ; mais seulement au moment de l'acmé de la diarrhée muco-sanguinolente ; à ce moment on l'isole en culture presque pure, à côté de quelques colibacilles, streptocoques et diplocoques. Dès que les selles deviennent fécaloïdes, le bacille de Shiga diminue beaucoup de nombre, alors que les autres microbes y deviennent au contraire plus nombreux. Cependant dans son travail paru en 1901, il dit déjà avoir trouvé toujours ce bacille dès le premier septénaire.

En plus de ce bacille, Shiga a isolé un autre, un peu plus fin, à *mouvements vifs*, qui ne se *décolore pas par le Gram*, ne liquéfie pas la gélatine, forme sur gélose un enduit presque transparent, blanc bleuâtre, donne *beaucoup de gaz* dans la gélose glucosée, *coagule bien le lait* au bout de 24 heures, donne de l'*indol* dans l'eau peptonée ; sur la pomme de terre il forme un enduit épais, brunâtre, au bout de 24 heures. Le lait tournesolé rougit au bout de 24 heures. Ce bacille est plus virulent pour le cobaye que le bacille dysentérique ; néanmoins il n'est pas l'agent pathogène de la dysenterie, car : 1° sa présence n'est pas constante ; 2° il est agglutiné aussi bien par le sérum dysentérique que par le sérum normal, tandis que le sérum des cobayes, pour lesquels il est virulent, ne l'agglutine pas.

Toutefois aucune des expériences, faites avec le bacille dysentérique proprement dit en culture pure ou avec les selles dysentériques, n'a provoqué de lésions dysentériques typiques, mais seulement parfois des selles muco-sanguinolentes.

Shiga dit avoir en même temps vu chez 5 de ces dysentériques des amibes. Peut-être, dit-il, y en avait-il aussi chez les autres sans qu'il ait pu arriver à les distinguer ; dans un cas il les a vus un jour et ne les a plus retrouvés le lendemain.

En 1901 paraît un travail plus documenté de Shiga, toujours

sur l'action spécifique du bacille qu'il a décrit et dit avoir découvert le premier.

Morphologiquement ce sont de petits bâtonnets, à extrémités arrondies très analogues aux espèces colibacillaires, le plus souvent isolés, rarement couplés. Leurs mouvements sont extrêmement faibles. Ils ne présentent que de légers changements de place, de sorte que ces mouvements se distinguent difficilement des mouvements moléculaires. Shiga n'a réussi qu'une seule fois à colorer vaguement quelques flagella terminaux. Il n'a pas vu de formation de spores.

Ces bacilles se colorent facilement par les couleurs d'aniline et *ne prennent pas le Gram*. Ils sont des anaréobies facultatifs, mais se développent mieux en présence d'oxygène. La température optima est celle de l'étuve, mais ils poussent cependant assez bien à la température de la chambre. Ils ne *liquéfient pas la gélatine*.

En culture sur plaques de gélatine, les colonies profondes sont arrondies, punctiformes, nettement circonscrites : à un faible grossissement, elles sont d'une coloration jaune brunâtre, finement granuleuse, à bords arrondis.

Les colonies superficielles sont plus grandes, à bords irréguliers. Sur les plaques de gélatine ordinaire (à 10 pour 100) les colonies superficielles se disposent souvent en forme de *feuilles de vigne*, particularité signalée par Shiga pour la première fois à ce moment. Mais si la teneur en gélatine est plus considérable (15 à 20 pour 100) il n'y a pas de différence de forme entre les colonies superficielles et profondes.

En culture sur gélatine par piqûre, il se développe tout le long de la piqûre une strie blanchâtre.

Sur gélose inclinée, le bacille dysentérique se développe, comme le bacille typhique, moins bien que les espèces colibacillaires. Après un séjour de 24 heures à l'étuve il donne des colonies petites et minces, rondes, blanchâtres, humides à l'éclairage direct, bleuâtres par transparence et un peu translucides. Au bout de 2 jours elles sont formées d'une zone centrale foncée et d'une zone périphérique à contour net. Après plusieurs jours les colonies deviennent plus épaisses, gris blanchâtres et filantes. Sur *la gélose glycérinée* le bacille pousse un peu moins bien que sur la gélose simple. *Sur le sérum* il pousse aussi, sans le liquéfier.

Sur gélose en stries, le développement est uniforme le long de la strie (le bacille typhique forme une colonie s'élargissant en bas, s'effilant vers le haut et de forme triangulaire, ce qui le distingue du bacille de la dysenterie).

Sur gélose glucosée, il se forme une bande gris blanchâtre tout le long de la ligne de piqûre. *Pas de développement de gaz.*

Dans le bouillon, il produit un trouble uniforme avec dépôt. Pas de voile à la surface. *Pas de réaction d'indol.*

Dans le bouillon glucosé, la réaction de fermentation est négative.

L'eau peptonée lactosée tournesolée ne devient rose ou rougeâtre qu'au bout de 2 jours. Le bacille *ne coagule jamais le lait.*

Dans l'eau peptonée, pas de réaction d'indol.

Dans le petit lait tournesolé, au bout de 1 à 3 jours de séjour à l'étuve la réaction devient faiblement acide ; au bout de 5 à 7 jours, elle redevient alcaline et prend peu à peu une coloration bleue plus foncée.

Sur la pomme de terre, suivant les caractères de cette dernière, le développement du bacille est variable : tantôt invisible, tantôt très faible, formant un duvet brunâtre ou blanchâtre. Le premier cas s'observe si la réaction du milieu est acide, le dernier lorsque la pomme de terre a été mise dans une solution de sel marin ou de bicarbonate de soude et présente une réaction neutre ou alcaline (le bacille typhique se développe d'une façon analogue dans les mêmes conditions).

On trouve le bacille de la dysenterie dès la fin du premier septénaire presque à l'état pur dans les déjections fraîches composées de mucus et de sang. Au début de la maladie la présence de ces bacilles dans les selles est difficile à démontrer par les cultures. On y arrive cependant parfois, si les selles sont déjà muqueuses. — D'une façon générale leur présence dans les selles est subordonnée à la marche du processus, leur nombre variant selon la gravité de la période. Les bacilles sont très virulents et possèdent un pouvoir agglutinatif très élevé. — Ces deux caractères diminuent avec l'amélioration des signes morbides. A la période de convalescence il est très difficile et même presque impossible de les trouver dans les selles molles et jaunâtres, de composition fécaloïde presque normale.

Le bacille se trouve dans la muqueuse intestinale en très grand nombre ou presque en culture pure dans les foyers récents catarrhaux ou diphtéroïdes et dans les couches plus profondes du processus ulcératif, tandis que dans les parties superficielles des processus plus anciens, ils sont submergés par le colibacille et d'autres micro-organismes. On les trouve aussi souvent dans les ganglions mésentériques engorgés, fait qui avait été signalé par Chantemesse et Widal. Par contre Shiga ne les a pu trouver dans la rate et le foie ni à l'examen microscopique, ni par culture. L'urine, le sang des malades et le lait étaient toujours stériles. C'est à la propriété du bacille de la dysenterie de se localiser qu'est dû ce fait que cette maladie ne s'accompagne d'aucune manifestation clinique d'infection générale (splénomégalie, ostéomyélite, roséole, etc.).

Shiga a cherché la séroréaction sur des centaines de dysentériques et a trouvé que le plus souvent cette réaction est en raison directe de la gravité de la maladie : certains échantillons du sérum agissent encore à 1 : 30 ($A_1 = 130$) mais le plus souvent à 1 : 20 — 30 ($A_1 = 20$-30). Rarement, dans la dysenterie très légère la réaction est négative ($A_1 = 10$). L'essai d'agglutination était toujours fait avec le sang entier et non avec le sérum. Shiga ayant trouvé plus commode de prendre le sang sur le lobule de l'oreille des malades, de l'aspirer dans un appareil à dilution de sang qu'il a construit (modification du mélangeur des globules) et de le porter aussitôt dans une dissolution à 1 : 10. La force agglutinative du sang est à peu près deux fois moindre que celle du sérum.

Les essais répétés d'agglutination avec le sang des sujets bien portants ou atteints d'autres maladies ont toujours été négatifs avec une dilution à 1 : 10. Par contre, il a trouvé une fois que le sang d'une malade autrefois atteinte de dysenterie avait encore une réaction très nette au bout de 8 mois.

Cette réaction ne peut cependant pas être utilisée dans un but diagnostique, car elle est presque toujours négative dans les cas légers ou incertains. Beaucoup plus intéressantes et plus importantes sont les oscillations du pouvoir agglutinatif du sang pendant l'évolution de la maladie. On peut dire d'une façon générale que l'augmentation rapide du pouvoir agglutinatif est d'un pronostic favorable et qu'au contraire l'augmentation lente et graduelle ou même nulle de ce pouvoir agglutinatif est l'indice d'un pronostic fâcheux ou douteux, ou bien de la tendance à une chronicité très prononcée.

Le bacille en question se trouve surtout en grand nombre dans les selles glairo-muqueuses, mêlées à du sang frais. Ces grumeaux, ensemencés sur gélose inclinée, donnent au bout de 24 heures des colonies ; on en choisit les moins développées et les plus transparentes pour les essais suivants :

1° Épreuve de l'agglutination dans la goutte pendante avec le sérum immunisateur (la solution de 1 : 40-50 est la plus appropriée) ;

2° Culture sur gélose glucosée et

3° Culture dans le lait.

Si *l'agglutination se produit immédiatement, s'il n'y a pas de formation de gaz et si le lait n'est pas coagulé, on est sûr qu'on a affaire au bacille de la dysenterie*, car tous ces caractères le mettent à part pour ainsi dire des autres bacilles qu'on trouve dans les selles des dysentériques.

Dans les selles des dysentériques on trouve encore assez souvent des bacilles agglutinés aussi bien avec le sérum immunisateur qu'avec le sérum normal, tandis que les bacilles de la dysenterie ne le sont qu'avec le sérum dysentérique et les sérums immunisateurs.

Dans les cultures il est difficile de distinguer le bacille

dysentérique du typhique, si ce n'est par leurs mouvements : le bacille typhique se déplace, comme on sait. très rapidement, tandis que le bacille de la dysenterie a de *très petits mouvements* sur place.

Quant à l'évolution de la maladie. le sérum en prolonge la durée dans les cas mortels et l'abrège dans les cas à terminaison favorable.

Sur les 298 cas traités par le sérum la durée moyenne était de 25 jours pour les cas favorables et de 16 pour les cas terminés par la mort. tandis que des 212 cas traités par les médicaments. elle était de 40 jours pour les premiers et de 11 jours pour les derniers. Le sérum diminue donc d'un tiers environ la durée pour les cas qui doivent guérir et l'augmente d'autant environ dans les cas à issue fatale. La mortalité a en général diminué grâce à la sérothérapie en moyenne de 1/3, en comparaison avec celle par la médication ordinaire. et est tombée jusqu'à la moitié du minimum de la mortalité ordinaire.

De toutes ces recherches Shiga conclut que le bacille de la dysenterie ou ses toxines (culture dans le bouillon filtré) ont un pouvoir hémorragipare. Chez les animaux (lapin surtout) surviennent des hémorragies multiples comme on en voit dans les cas graves de dysenterie.

Fait intéressant à mentionner : chez un fœtus de 7 mois expulsé par une femme atteinte de dysenterie. Shiga a observé des hémorragies très étendues au thorax. à l'abdomen et aux extrémités.

Le bacille de la dysenterie est agglutiné *exclusivement* par le sang de dysentérique. L'action des toxines est très nette. La réaction de Pfeiffer est surtout nette chez les dysentériques convalescents. Le sérum immunisateur a des propriétés curatives et préventives.

Shiga a comparé son bacille à ceux que lui ont envoyé Flexner (Manille. forme aiguë) et Kruse et n'a trouvé aucune différence entre ces trois sortes de bacilles. D'après Shiga. Flexner reconnaît que le bacille de Kruse est aussi un peu mobile ; et que les cultures superficielles de son bacille.

à lui, Shiga, ont la forme en feuille de vigne, si la teneur en gélatine est faible (10 pour 100).

Quant au bacille colidysentérique de Celli, il coagule le lait, forme des gaz dans la gélose glucosée, donc il diffère totalement des trois autres.

Shiga résume dans le tableau ci-dessous les principaux caractères communs, d'après lui, de son bacille et de ceux de Flexner et Kruse :

Bouillon	Trouble.
Gélatine, plaques	Colonies superficielles étendues (pas constantes), profondes, petites et arrondies.
Gélose glucosée	Pas de gaz.
Bouillon glucosé	
Eau peptonée	Pas de réaction d'indol.
Petit lait tournesolé . . .	Devient légèrement rougeâtre du 1er au 3e jour, puis bleuâtre du 3e au 7e.
Lait	Pas coagulé.
Pomme de terre, neutre ou légèrement alcaline . .	Développement très net (enduit blanchâtre).
Agglutination	Avec sérum immunisateur préparé avec le bacille de Shiga en dilution à 1 : 100e, réaction nette *in vitro*; avec le sérum d'un dysentérique du Japon en dilution à 1 : 30, réaction très nette.

Dans son étude des réactions bactéricide et de l'agglutination, Shiga (1902) démontre l'identité parfaite des bacilles de Kruse des deux provenances avec celui du Japon de Shiga. Cette méthode étant la plus probante, l'identité de la race originelle du Japon (1897) et du bacille de Kruse (1900) n'est plus douteuse.

Le sérum immunisateur antidysentérique obtenu du cheval en 1898-1900, est *très actif* et est le *premier sérum* de ce genre dont on a démontré la possibilité d'être *complété* par le sérum humain.

Les différentes races bactériennes peuvent avoir des récepteurs un peu différents. Par un passage prolongé dans le lait on peut obtenir une certaine modification dans la façon dont se comportent les récepteurs d'une race dysentérique.

Un autre savant prétend à la découverte du bacille spécifique de la dysenterie : c'est FLEXNER, qui a étudié cette maladie d'abord à Manille.

Des travaux publiés par lui en 1900, il résulte qu'il y a isolé deux micro-organismes : le type *I* et le type *II*.

Le type *I* est un bacille offrant les mêmes dimensions que le colibacille, isolé ou couplé, à extrémités arrondies ; il présente une *mobilité modérée* ; l'épreuve de *Gram est négative*. Il pousse aussi bien à la température de la chambre qu'à celle de l'étuve.

Les colonies sur gélatine ressemblent à celles du bacille d'Eberth ; la *gélatine n'est pas liquéfiée*. Au bout d'un mois, la surface de la culture devient humide et moins translucide. En strie sur gélatine, la culture se développe le long de la ligne, et très peu en surface.

La *strie sur gélose* donne une culture sur une longueur de 2 à 3 centimètres, à bords dentelés. Sur la *pomme de terre*, la culture forme au bout de quelques jours une saillie jaune pâle. Si la pomme de terre est mauvaise, il se forme une membrane humide ressemblant à la culture du bacille d'Eberth.

Les cultures sur *glucose, sucre, lactose, saccharose* ne *fermentent pas* : cependant dans la glucose il se développe un peu d'acide carbonique. Dans le *bouillon*, il se forme un léger trouble et un dépôt, mais pas de pellicule.

Le *petit lait tournesolé bleuit* légèrement au bout de 24 à 72 heures ; après 6 jours, les gaz alcalins se dégagent jusqu'à ce que tout bleuisse.

Le lait n'est pas coagulé.

L'*indol* est produit quelquefois ; mais même dans le bouillon non glucosé il peut ne pas se former.

En ce qui concerne la séroréaction, les résultats sont variables pour le sang de la dysenterie chronique ; dans deux cas de Porto-Rico, le bacille a donné la réaction positive, tandis qu'avec le sang de la dysenterie amibienne il n'a pas agglutiné. Le bacille est agglutiné par le sérum de dysentériques aigus.

Le bacille de Flexner est pathogène pour le cobaye, le lapin
et la souris ; sa virulence s'atténue avec le temps.

Dans la dysenterie aiguë, il se rencontre en grand nombre
et diminue lorsque l'affection guérit ou passe à la chronicité. Il
fait défaut dans la dysenterie chronique *amibienne* de Manille.

Injectée par voie intrapéritonéale, la culture du bacille provoque un exsudat trouble et la congestion des organes. Chez le
cobaye, Flexner a en outre observé le gonflement des plaques
de Peyer et parfois l'aspect pointillé noir, rappelant celui des
lésions typhiques anciennes (*barbe mal rasée*). Dans le foie, il
a provoqué des *foyers de nécrose de coagulation*. Il a en outre
constaté la présence des bacilles dans l'exsudat, dans *le cœur*
et la rate.

L'ingestion des cultures ne provoque rien, à moins qu'elle
ne soit précédée de neutralisation du suc gastrique : dans ce
cas, la mort est possible.

Les *cultures stérilisées* sont toxiques et peuvent provoquer
la mort après cachexie.

Flexner II. — Ce type, toujours présent, peut être peu
nombreux dans les cas aigus ; dans les autres il prédomine.

Ses propriétés sont analogues à celles du groupe colibacillaire, dont il se distingue par la rapidité de formation de
CO^2 ; il donne l'indol.

En résumé, dit Flexner, la dysenterie se présente à Manille sous deux formes : aiguë et chronique, et peut être due
soit au bacille dysentérique, soit à l'amibe. La dysenterie
amibienne s'accompagne d'abcès du foie et dans le pus de ces
derniers on trouve des amibes, seules ou accompagnées de
bacilles. Cependant, par injection des bacilles, il a produit
de la nécrose de coagulation du foie.

La dysenterie *bacillaire* peut être aiguë ou *chronique* : cette
dernière présente des lésions anatomo-pathologiques différentes
de la dysenterie chronique amibienne, se traduisant surtout
par la présence de fausses membranes et l'épaississement
considérable de la muqueuse, dénudée par places et d'aspect
ardoisé ou pigmenté.

La *forme bacillaire aiguë* se distingue par les lésions de nécrose de coagulation de la muqueuse, qui est plus atteinte que la sous-muqueuse. Les bacilles sont nombreux dans la première et font défaut dans la sous-muqueuse infiltrée et épaissie. Aussi FLEXNER est-il convaincu que la lésion de la sous-muqueuse est de nature toxique.

En outre se basant sur les propriétés morpholologiques, culturelles et pathologiques de son bacille, FLEXNER conclut que ce dernier est identique à celui isolé par SHIGA au Japon, les deux pouvant être désignés, d'après lui, sous le nom de b. *dysenteriae*.

STRONG qui a également étudié, sous la direction de FLEXNER, l'épidémie des Philippines, a eu le courage de contrôler la spécificité du bacille de Flexner sur un condamné à mort. Après lui avoir administré un verre d'eau de Vichy, il lui inocula la culture du bacille et provoqua dès le lendemain la dysenterie, dit-il. Mais comme le sujet devait néanmoins être exécuté après cette expérience, il est permis de garder quelque doute sur la nature de cette diarrhée, à la production de laquelle l'élément psychique pouvait ne pas être étranger.

Sur 246 cas cliniquement observés par STRONG, il y eut 50 cas de dysenterie amibienne et 3 de cause mixte : dans les autres cas, il a obtenu l'agglutination dans 71 d'entre eux ; nous ne trouvons pas de renseignements sur les 120 autres. En outre des 71 cas à séroréaction positive, le bacille n'a été isolé des selles que 21 fois.

Pour STRONG, seul le sérodiagnostic peut permettre de distinguer cliniquement les deux variétés de dysenterie.

En 1902, FLEXNER s'étant procuré des cultures du bacille de SHIGA et de celui de KRUSE (dont nous n'avons pas encore parlé) en fit une étude comparée. Il a donc en tout examiné les bacilles :

1° de KRUSE, obtenus en Allemagne ;

2° de SHIGA, du Japon ;

3° Les siens et ceux de STRONG, provenant : *a* de Manille ; *b* de Porto-Rico et *c* de Philadelphie.

Tous ces bacilles ont donné des résultats identiques sur les divers milieux employés : même trouble uniforme sans voile dans le bouillon, pas de dégagement de gaz sur aucun milieu sucré ; dans le glucose seulement il se développe de l'acide carbonique. Le petit lait tournesolé est légèrement acidifié d'abord, puis il devient très alcalin. En ce qui concerne les cultures sur pomme de terre, FLEXNER n'a trouvé que des différences minimes entre les divers bacilles, différences ne consistant qu'en la variabilité de l'étendue de la culture, contrairement à ce qu'a trouvé un peu plus tard KRUSE.

L'étude *morphologique* permet de reconnaître quelques légères différences de longueur et de diamètre, peut-être dues en partie au milieu et à la température. L'aspect est généralement d'un bâtonnet mince, légèrement arrondi aux extrémités, isolé ou, plus rarement, en chaînettes.

Le bacille de FLEXNER est *peu mobile* et tous les exemplaires du même champ du microscope ne le sont pas ; il possède des cils et WEDDER et DUVAL en ont trouvé au bacille de Kruse, de Shiga, de Strong.

La *séroréaction*, dit FLEXNER, ne laisse aucun doute sur la parenté des bacilles du Japon, de Manille, de Porto-Rico, d'Allemagne, et rend probable l'identité de la dysenterie de ces pays avec celle de l'Orient et de l'Allemagne.

En somme, ces recherches montrent que la dysenterie de l'Extrême-Orient, d'Allemagne, des Indes Occidentales, est toujours due au même bacille, agent spécifique de cette maladie.

WEDDER et DUVAL, qui ont plus récemment étudié des cas de dysenterie sporadique et épidémique aux États-Unis (Philadelphie, Lancastre et New-Haven), ont constaté qu'elle était due à un bacille ne se distinguant en rien des exemplaires Shiga, Flexner, Kruse, Strong, qu'ils avaient étudiés en même temps. Ensemencé ensemble avec le colibacille sur la gélose glucosée, le bacille de WEDDER et DUVAL s'y développe moins rapidement que le colibacille. Ces auteurs insistent en outre sur ce fait que certains des cas observés par eux et qui étaient dus toujours au même bacille, provenaient d'asile d'aliénés, ce qui semble infirmer l'hypothèse de la pseudo-dysenterie des asiles, émise par KRUSE.

La séroréaction parle également en faveur de l'identité des bactéries ; cependant les auteurs remarquent que cette réaction ne se montre pas dès l'apparition des symptômes cliniques, de sorte qu'on peut trouver le bacille dysentérique dans les selles et ne pas le voir agglutiner (à un moment donné) par le sérum du malade, d'où cause d'erreur possible. De même la disparition de cette réaction peut être brusque et sans rapport avec la présence des bacilles.

Dans son travail paru en 1900 dans le *Centralbl. f. allg. Gesundheitspflege*, KRUSE passe sous silence la question des bacilles spécifiques de la dysenterie et ce n'est que dans l'article paru la même année dans le n° 40 de la *Berliner klin. Woch.*, qu'il dit avoir été cette fois-ci plus heureux et avoir pu faire l'étude bactériologique de la dysenterie de nos pays. Dans une épidémie de dysenterie des provinces rhénanes il a obtenu alors des cultures d'un bacille, lesquelles sur *plaques de gélatine* prennent *la forme de feuilles de vigne* : les colonies plus profondes sont rondes, plus petites et point caractéristiques.

Sur la *gélose* les colonies ressemblent à celles du bacille d'Eberth et ne se distinguent du colibacille que par leur nombre moindre.

Sur la *gélose glucosée* le bacille de Kruse se développe uniformément à la surface, *sans former des gaz.* — Sur le lait, *la pomme de terre, la gélatine-urine* de Piorkovsky, les cultures du bacille de la dysenterie sont analogues à celles du bacille typhique, mais la distinction est facile, l'un étant *centru* (caractère sur lequel avaient insisté CHANTEMESSE et WIDAL), épais, immobile, et l'autre fin et très mobile. *La réaction de Gram* fait défaut. Souvent la partie moyenne ou une des extrémités se colore moins bien que le reste des bacilles. Il n'y a pas de formation de spores.

Mais les *expériences sur les animaux* ont, de l'aveu de

Kruse même, *complètement échoué*, dans le sens de localisation intestinale. Il considère néanmoins d'ores et déjà le bacille qu'il a isolé comme l'agent pathogène de la dysenterie de nos pays, et lui donne le nom de *bacille de la dysenterie*.

Le sérum des dysentériques agglutine le bacille de Kruse au 7ᵉ jour à 1:50 et même à 1:1000, tandis que le sérum normal ne l'agglutine qu'à 1:10-20 et exceptionnellement seulement à 1:50. Le pouvoir agglutinatif du sérum peut persister pendant une année. Les autres bactéries de l'intestin ne sont agglutinées par ce sérum qu'à un titre très concentré.

Dans 8 cas où Kruse a pu pratiquer l'autopsie, il a trouvé des fausses membranes et l'infiltration, qu'il n'avait jamais constatées dans ses nombreuses recherches sur la dysenterie amibienne en Égypte.

Passant ensuite à la comparaison de son bacille à celui de Celli et de Shiga, il remarque qu'en ce qui concerne le premier, le fait qu'il coagule le lait, ne permet pas de l'identifier au sien ; en outre les expériences de *Celli* sur les animaux ne lui paraissent pas probantes.

Quant au bacille de Shiga, *Kruse* trouve qu'il ressemble au sien, mais s'en distingue cependant puisque Shiga décrit le sien (à lui, Shiga) comme *mobile* et donnant des cultures identiques dans la profondeur et à la surface. Étant donné que, d'après la description d'Ogata, la dysenterie du Japon n'est pas à fausses membranes, Kruse admet *une certaine parenté* entre son bacille et celui de Shiga, tout en les considérant comme différents.

L'année suivante Kruse a eu l'occasion d'étudier une petite épidémie dans un asile d'aliénés et a alors constaté que la séroréaction se produisait même à 1:200 ; quant au résultat obtenu en 1900 avec le sérum normal à 1:50, il croit cette fois l'hypothèse erronée et pense que dans ses cas antérieurs soi-disant normaux il s'agissait de sujets ayant déjà eu autrefois la dysenterie.

Cette séroréaction est plus constante que dans la fièvre typhoïde et peut parfois persister plusieurs mois.

Kruse a observé un cas de *dysenterie de laboratoire* chez un de ses assistants, cas ayant presque la valeur d'une expérience sur l'homme d'*infection par la culture pure* du bacille de Kruse (il n'y avait pas à ce moment là d'épidémie de dysenterie à Bonn).

En ce qui concerne le bacille de Flexner, Kruse le considère comme analogue au Shiga, avec cette différence qu'il forme des colonies superficielles particulières, caractère dont ne parle pas encore Shiga à ce moment.

Il pense en outre que le bacille de Flexner est analogue au sien, quoique cependant le léger degré de mobilité passagère donné par Flexner en fait une espèce différente puisque celui de Kruse n'est jamais mobile.

Morphologiquement Kruse fait cette différence entre son bacille et celui de *Flexner* que ce dernier est plus élancé et ressemble plus au bacille d'Eberth ; toutefois il n'attribue pas de grande valeur à ces caractères.

Enfin la culture sur la pomme de terre serait pour Kruse tout à fait différente pour les deux bacilles : celui de Kruse donne une colonie jaunâtre le long de la strie, avec zone claire tout autour, tandis que le Flexner donne une culture presque invisible et moins luxuriante. Mais Kruse ajoute lui-même que cette différence pourrait simplement tenir à une force de prolifération moindre. Pour Flexner elle est insignifiante.

La séroréaction au prime abord a semblé se comporter différemment dans les deux cas, néanmoins une étude plus attentive a démontré à son tour l'analogie entre le Flexner et le Kruse.

En résumé, Kruse conclut à cette époque à l'analogie entre le Shiga et le Flexner et à la proche parenté du Kruse avec le Shiga. Mais, ajoute-t-il, ce serait une erreur que de confondre, de parti pris, tous ces bacilles, pour cette seule raison qu'ils ressemblent tous au bacille d'Eberth, qu'ils sont agglutinés par le sérum des malades dysentériques et provoquent tous des lésions analogues chez l'homme. La mobilité, le pou-

voir fermentif, la formation de pigments sont pour KRUSE des
signes distinctifs plus importants.

KRUSE et WEISSFELD se sont injecté un centimètre cube de
culture stérilisée dans bouillon et ont eu, à la suite, *des phénomènes généraux et locaux assez graves pendant 8 jours*. Leur
sang, qui n'agglutinait pas avant, agglutinait après l'expérience jusqu'à 1 : 200. Cette expérience prouve, d'après KRUSE,
le pouvoir inflammatoire très élevé de son bacille : elle prouve
en outre que l'homme est plus sensible vis-à-vis de ce bacille
que les animaux, et qu'il ne semble pas possible qu'on puisse
arriver à vacciner l'homme contre la dysenterie par injection
de culture stérile ; d'autre part, avec une dose moindre, on
n'obtient aucun résultat préventif.

Ayant eu à observer une autre petite épidémie dans une
maison d'aliénés, KRUSE y a isolé un bacille en tous points
analogue à celui qu'il avait déjà isolé, mais qui n'agglutinait
pas avec le sérum spécifique, et n'agglutinait seulement qu'avec
celui des aliénés malades : chaque bacille agglutinait le mieux
avec le sérum du malade dont il provenait. KRUSE en conclut
que dans les asiles d'aliénés il existe des affections dysentéri-
formes évoluant cliniquement et anatomiquement comme des
dysenteries vraies, mais provoquées par un bacille pseudo-
dysentérique. Plus tard il a isolé 6 espèces de ces bacilles
pseudo-dysentériques. Nous avons vu l'opinion de *Flexner* à
ce sujet.

Reprenant de nouveau la question (1902) KRUSE dit qu'il y
a lieu de distinguer, en outre de la dysenterie amibienne, les
variétés suivantes :

1. La dysenterie épidémique de nos pays à bacille spécial
ou *bacillus dysenteriae germanicae* ; on trouve ce dernier dans
les selles de dysenterie vraie d'où il est facile à isoler ; on
ne le trouve *jamais* dans l'intestin de sujets sains ou d'autres
malades. Le sérum normal l'agglutine rarement comme le
spécifique, ce dernier agglutinant *toujours* à partir du 7ᵉ jour
à 1 : 50, tandis que le sérum des dysentériques à amibes n'agglutine pas.

Dans cette catégorie, les *expériences* sur animaux ont échoué ; mais Kruse a observé deux cas de laboratoire chez des personnes manipulant non des selles, mais des cultures pures.

Au point de vue anatomo-pathologique, il a trouvé un *catarrhe* du gros intestin avec fausses membranes, lesquelles font défaut dans la dysenterie à amibes.

La mort s'observe dans 10 pour 100, au 2e septenaire, par épuisement, surtout chez les enfants et les vieillards.

II. La dysenterie des Philippines et du Japon semble être une variété de la dysenterie allemande, mais avec mortalité plus élevée : elle est due au bacillus *dysenteriae japonicae*.

III. Les 3 formes atypiques isolées par Kruse dans les asiles diffèrent du b. Kruse vrai en ce qu'ils n'agglutinent pas par le vrai sérum et qu'ils forment de l'indol. Kruse a déjà trouvé 6 variétés de ce bacille pseudo-dysentérique ; il ne les a trouvé que dans les selles de dysenterie atypique, mais là ils se trouvaient toujours.

Enfin, en 1903, Kruse fait connaître les résultats de ses recherches sur la sérothérapie de la dysenterie. Il remarque que *son bacille ne sécrète pas de toxines* et que par conséquent il faut chercher non pas un sérum antitoxique, mais un sérum bactéricide qui empêcherait la prolifération des bacilles. Partant de là, il a obtenu un sérum qui lui a donné, sur 100 malades, un abaissement de la mortalité de 10 à 11 pour 100 à 8 pour 100. Cette diminution était plus marquée chez les enfants (5 pour 100 au lieu de 15 pour 100). La substance qui agit comme bactéricide serait pour Kruse une *antilysine* et non une antitoxine. La dysenterie amibienne et la pseudo-dysenterie des aliénés ne sont pas influencées par le sérum.

Dans ce travail, Kruse affirme avoir conduit ses recherches tout à fait indépendamment de celles de Shiga, car, dit-il, la description donnée autrefois par ce dernier n'aurait jamais pu faire supposer que la dysenterie du Japon était identique à celle de l'Europe. Les caractères donnés à ce moment par Shiga lui ont semblé différents de ceux de son bacille à lui. On voit que *Kruse* n'hésite pas, pour s'attribuer tout le

mérite de la découverte, à dénier toute valeur aux travaux de
ses prédécesseurs. Il la refuse même à *Shiga*, car, dit-il, Shiga
dans un nouveau travail a modifié la description des caractères distinctifs de son bacille, et après cette modification la
dysenterie allemande et le bacille de Kruse deviennent à peu
près identiques à la dysenterie du Japon et au bacille de Shiga.
En terminant Kruse émet l'hypothèse que la dysenterie
bacillaire existe très probablement aussi en France et en
Italie, mais il ne croit nullement identiques au sien les bacilles
isolés par Rogrr, Morel et Rivx qui s'en distinguent autant
que le coli se distingue du b. d'Eberth. Pour la même raison,
dit-il, il ne reconnaît pas la prétention de priorité à MM. Chantemesse et Widal. C'est ici que commence la discussion qui
s'est élevée au sujet de la priorité de la découverte du bacille
de la dysenterie et que nous exposerons dans la partie critique de notre travail.

Nous avons vu qu'on s'appuie souvent sur la séroréaction
pour établir le diagnostic différentiel des divers bacilles dysentériques. Martini et Lentz (1902) ont pu appliquer cette méthode à l'étude comparée des races bactériennes dysentériques
suivantes : Shiga (Japon), Flexner (Philippines et New-
Haven), Kruse (Westphalie), 4 races de Doeberitz (Andersen,
Przygode, Schwarte et Stratmann), Muller (Gratz), Deycke
(Constantinople), Pruu (Chine), Strong (Manille). Comme
terme de comparaison les auteurs se sont servis de cultures
de colibacille et de b. d'Eberth pour être absolument sûrs des
résultats. Ils ont cherché un sérum très actif.

Ils ont constaté que les cobayes et les lapins ne peuvent pas
servir à l'immunisation par le sérum, étant excessivement
sensibles aux toxines dysentériques. Ils n'ont pu obtenir un
sérum immunisateur de ces animaux qu'avec le Flexner I.

Les chèvres réagissent aussi très fortement à l'injection des
bacilles de Shiga ; contrairement à ce qu'ils ont trouvé chez
les cobayes et les lapins, il n'ont jamais observé d'abcès chez
les chèvres. Ils n'ont pas retrouvé les bacilles dans les selles

diarrhéiques des chèvres inoculées. A la 7e injection. le sérum de ces animaux inoculés par le b. de Shiga agglutinait à 1:500.

L'agglutination, cherchée par le procédé de Pfeiffer et Kolle ou par celui de Kolle et Martini. était un peu plus lente à se produire que dans la séro-réaction typhique. fait qu'on peut attribuer au défaut de mobilité du bacille dysentérique. Mais dès que l'agglutination commençait, on pouvait voir, en agitant un peu le tube. l'accroissement rapide des amas. Pour contrôler les résultats. Martini et Lentz ont examiné dans des conditions absolument identiques. le sérum normal de l'homme. des lapins, des chèvres. des sujets atteints de tuberculose intestinale. un sérum très actif cholérique des chèvres (qui agglutinait à 1:5000) et un sérum typhique de chèvre à 1:500. — Il résulte de ces recherches qu'on doit distinguer au point de vue agglutinatif. deux groupes de bactéries dysentériques : les unes agglutinant à plus de 1:400. et l'autre à 1:25 sans représentants d'un terme intermédiaire ce qui délimite nettement les deux groupes. Or. fait très important : les races de la première catégorie étaient celles de Shiga. de Kruse et de Flexner (de New-Haven). aussi Martini et Lentz considèrent-ils ces trois bacilles comme absolument identiques. Dans la deuxième catégorie. rentrent, en plus des races Deycke et des bacilles de Kruse. de Schmiedecke. de Lentz. que Martini et Lentz considèrent comme pseudo-dysentériques à cause de la présence de flagella. — le Flexner I. le Flexner Manille et le Strong. Les auteurs qui les ont découverts les considèrent comme identiques. assertion à laquelle Kruse et Shiga se sont d'abord joints. mais que Pfuhl et ses collaborateurs considèrent comme non démontrée. Pour Martini et Lentz. *le bacille de Flexner et de Strong de Manille. sont aussi peu identiques au b. de Shiga qu'à une race quelconque du groupe I qu'ils ont examiné.*

Le sérum de convalescents ne peut pas servir de criterium pour établir la spécificité d'un bacille car le sérum des malades atteints de tuberculose intestinale agglutine ce bacille à 1:35-60 : ce qui prouve que même dans le sang normal ou celui des sujets atteints d'entérite ulcéreuse quelconque, il peut y exister des substances qui sont en état d'agglutiner les différentes races à un degré de dilution assez marqué. Il faut donc, pour différencier le bacille dysentérique vrai du pseudo-dysentérique, se servir d'un sérum artificiel agglutinant *au minimum* à 1:300.

En résumé, il résulte de toutes ces recherches que les bacilles de Shiga, Kruse, Müller, Flexner (de New-Haven), Pfuhl de Chine et celui de Docheritz, sont absolument identiques les uns aux autres, tandis que le Flexner de Manille, le Strong de Manille, le Deycke de Constantinople et le Kruse de la dysenterie des aliénés sont des espèces différentes des précédents.

Le travail de MM. VAILLARD et DOPTER, le dernier en date et dont M. DOPTER a bien voulu nous permettre de prendre connaissance avant sa publication, se rapporte à la même question. Ces auteurs ont pu étudier le bacille de la dysenterie au cours d'une épidémie observée à Vincennes (130 cas, 2 décès). Ils ont toujours pu l'isoler des selles glaireuses où il était toujours mélangé au colibacille. Il était toujours en nombre proportionnel à la gravité de la maladie. Sur les cultures il se développe plus lentement que le colibacille. Il agglutine à 1:20-300 par le sérum de dysentériques, jamais par celui de sujets sains ou atteints d'autres maladies. Le sérum des mêmes dysentériques agglutinait également les bacilles de SHIGA, de KRUSE, de FLEXNER, de PFUHL. Le sérum de sujets atteints de dysenterie chronique tropicale ou de diarrhée de Cochinchine n'agglutinait aucun de ces bacilles, ni celui isolé par MM. VAILLARD et DOPTER. Enfin ces auteurs ont pu obtenir des lésions et des symptômes typiques chez le lapin, le chien et le porc par l'injection sous-cutanée des cultures ou des toxines seules de ces divers bacilles.

Pour ne pas scinder notre description, nous avons omis jusqu'ici de parler des recherches de M. ROGER, d'une part, de M. LESAGE, d'autre part.

Les recherches de M. Roger ont porté sur des dysentériques de provenances diverses (pays chauds, Finistère) : il a en outre étudié une épidémie dysentérique, qu'il désigne par analogie avec le choléra nostras ou entérite cholériforme, sous le nom de colite dysentériforme.

Dans aucun de ces cas, il n'a trouvé d'amibes, mais bien un colibacille spécial, qui forme dans le *bouillon* de petites masses floconneuses *à odeur putride*. Sur *gélose* il donne un enduit épais, visqueux ; la *gélatine* n'est pas liquéfiée, mais il se forme parfois dans son épaisseur *des bulles de gaz*. *Le lait est coagulé* en 48 heures, les cultures sur *pommes de terre* sont jaunâtres.

Un centimètre cube de la culture stérilisée, injecté dans la veine d'un cobaye amène la mort, après diarrhée extrêmement abondante, glaireuse, rarement sanguinolente, et amaigrissement. Le sérum des convalescents agglutine ce bacille, mais il n'agglutine pas les autres variétés de coli. Lorsque l'action de la culture est plus lente, elle provoque la congestion des organes.

Dans la colite dysentériforme, M. Roger a isolé un bâtonnet qui ressemble, dit-il, d'une part au bacille d'Ogata et d'autre part au proteus. *Mais s'il liquéfie la gélatine*, comme celui d'Ogata, par contre, *il se décolore par le Gram*. Il se distingue aussi du proteus par divers caractères et surtout par la façon de se comporter en présence de sérum d'animaux immunisés. Un bacille analogue a été d'ailleurs vu par Lemoine dans 13 cas. De même Barbier et Tollemer l'ont retrouvé dans une petite épidémie observée à l'hôpital Trousseau. Roger range ce bacille dans le groupe des coli et le considère comme cause de l'entérite dysentériforme, forme importante bénigne de la dysenterie.

La toxine isolée du bacille colidysentérique se distingue, comme celle de Celli, par son action hypothermisante. A petite dose, elle est arrêtée par le foie, alors que, fait important, ce dernier n'arrête point les produits des autres colibacilles ; du reste, le foie arrête aussi les bacilles vivants.

Dans ses expériences, faites avec les cultures pures de son bacille colidysentérique Roger a provoqué des hémorragies multiples, l'épaississement des parois intestinales et des ulcérations typiques à bords décollés. Avec son premier bacille, Roger a pu provoquer une diarrhée fluide très abondante, des modifications de la température par injections de doses variables des toxines de ce bacille, et des congestions viscérales.

Morel et Rieux ont isolé le bacille de Roger dans l'épidémie du Finistère, en 1899 et en 1900, au cours d'une endémie, à Alger.

Dans les cas légers, le bacille se trouvait à côté de divers hôtes banaux de l'intestin ; dans les cas moyens, il était accompagné de microbes pathogènes divers, enfin dans les cas graves ou mortels, ce bacille était seul présent. Il est analogue au colibacille, il est fusiforme, mesure 3-4 μ, prend bien les couleurs d'aniline, mais pas le Gram. Il est presque aussi *mobile* que le bacille d'Eberth. Dans le bouillon, il forme au bout de 5 à 8 heures un dépôt floconneux et dégage une *odeur fétide*. La gélatine n'est pas liquéfiée, il y forme des colonies nacrées, bleuâtres, à bords dentelés. La culture sur la pomme de terre de 2 jours est jaunâtre ou brunâtre. Il fait fermenter le sucre, ne donne pas d'indol.

Il forme des agglutines dans le sérum d'animaux sensibles dont le sérum agglutine le bacille colidysentérique, peu l'Eberth et pas le colibacille banal. Ce bacille est agglutiné par le sérum typhique.

Le sérum d'animaux immunisés contre le coli n'agglutine pas le bacille dysentérique de Morel et Rieux. L'immunisation a pu être obtenue; le sérum des animaux immunisés est préventif et curatif contre la dysenterie et ne l'est pas contre la fièvre typhoïde. On voit que les bacilles décrits par Roger, par Morel et Rieux diffèrent totalement du bacille décrit par Chantemesse et Widal par leur mobilité vive, par la fermentation des sucres qu'ils provoquent et par la mauvaise odeur qu'ils engendrent dans les cultures.

A Constantinople, DEYKE (1901) dit avoir toujours trouvé dans le contenu et les parois de l'intestin, ainsi que dans les organes abdominaux, des bacilles coliformes à réaction tinctoriale et culturelle éberthiforme. L'auteur considère son bacille comme différent de celui de KRUSE et de SHIGA.

La culture pure, administrée avec les aliments aux chats, a provoqué des selles dysentériques et des lésions caractéristiques du gros intestin. Le bacille peut être isolé du sang du cœur, du foie, de la rate. Les amibes faisaient toujours défaut.

M. A. LESAGE, en juillet 1901, à l'hôpital Saint-Mandrier, de Toulon, a pu étudier 110 cas de dysenterie coloniale de toutes provenances.

Il déclare avoir découvert, dans cette affection, un coccobacille du genre *Pasteurella*. On le trouve dans les formes intenses aiguës et au début de la forme ordinaire de la maladie, soit dans le sang pendant la vie et après la mort, soit dans les matières fécales (lavure de chair, raclure de boyau, crachat dysentérique).

Caractères. — Le cocco-bacille mesure 1 μ environ, à la période active; 1 à 2 μ dans les formes d'atténuation et d'évolution sénile auxquels cas une de ses extrémités peut se renfler et le microbe prendre l'aspect d'un diplocoque à grains inégaux en forme de ballon avec sa nacelle; on y note encore des aspects de microcoques isolés ou en chaînettes; il est de teinte grisâtre sale souvent entouré, surtout dans les formes atténuées, d'une auréole claire, qui rend le microbe brillant. Sa mobilité est légère, en pirouette. Souvent ces cocco-bacilles s'agglutinent en plaquettes d'aspect jaune ferrugineux, qui, disloquées mécaniquement, se reproduisent avec rapidité. Sa coloration est facile par toutes les couleurs d'aniline; il se décolore par la méthode de Gram.

Culture: gélose en tubes: à la période très active, la culture occupe toute la surface; si l'activité est moins marquée, la culture n'atteint ni les bords ni le fond du tube. En tout cas, elle forme une nappe mince, superficielle, brunâtre claire par transparence, à reflet métallique ou stannique ; elle ne dégage aucune odeur. — Gélose en plaques : aspect identique.

Gélatine : culture peu abondante en pointillé plus ou moins confluent, cristallin, grisâtre, bleuté par transparence, à centre un peu plus épais, à contours nets, ronds ; aucune extension ; aucune odeur ; aucune liquéfaction.

A un grossissement faible, la culture (gélose en plaque ou gélatine) est formée de grains ronds ou isolés, presque incolores, ou réunis en amas un peu brunâtres, analogues à une agglomération de galets. Si les grains sont pressés les uns contre les autres, les bords deviennent polyédriques, et la culture a l'aspect d'une coupe de muscle fumé.

Aucune action sur le lait. Aucune culture sur pomme de terre simple ou glycérinée. Bouillon ordinaire, Martin : trouble généralisé et léger dépôt au fond du tube. Absence de production de mucus et d'indol. Odeur *sui generis*.

Expérimentation. — Cobaye : à la période septique, le cocco-bacille provoque la mort en douze à quarante-huit heures avec les lésions d'une septicémie hémorragique à type intestinal, plaques hémorragiques rouges ou noires sphacéliques sur l'estomac et le gros intestin, à la surface et sur la muqueuse, présence de sang dans l'intestin, diarrhée rouge sanguinolente, foie congestionné, avec zones grisâtres. Atténué, le microbe provoque une septicémie simple sans hémorragies, ou des abcès caséeux. Mêmes effets chez le lapin ; — chez le jeune chat et le jeune chien, en plus de ces lésions, on note la production du boursouflement de la muqueuse ; la lésion est localisée au gros intestin ; l'intestin grêle est moins lésé.

Dans le pus des abcès du foie M. Lesage a pu isoler également son cocco-bacille en procédant *largà manu*, en utilisant un grand nombre de tubes et une grande quantité de pus. Le mieux, est d'inoculer, en outre, le pus au cobaye (dans le péritoine) et au lapin (sous la peau et dans la veine de l'oreille). Le lapin, après inoculation sous-cutanée, présentera après vingt-quatre heures une boule d'œdème qui, les jours suivants, se transformera en *abcès caséeux*. L'injection intraveineuse pourra être suivie de mort en quarante-huit-heures ou après plusieurs jours. L'étude démontrera la présence du cocco-bacille. Dans deux cas, où la quantité de pus caséeux inoculé fut grande, la mort est survenue après quarante-huit heures : le foie était transformé presque totalement en un bloc grisâtre, friable, d'aspect caséeux, qui paraît dû à l'action de la substance caséeuse inoculée. Or, fait curieux, cet aspect était localisé au foie. Il semble que, parmi les divers tissus de l'organisme, le tissu hépatique est plus sensible à l'action caséifiante du cocco-bacille.

Dans un cas d'abcès du foie opéré par M. Girard, le sang pris dans le foie, en dehors de l'abcès, a fourni une culture abondante du cocco-bacille, alors que le sang pris dans la circulation générale restait stérile, ainsi que les matières fécales. Cette localisation du microbe dans le foie permet de comprendre les poussées si fréquentes et les rechutes de la dysenterie. Les lésions permettent d'expliquer l'état d'acholie, signalé par tous les cliniciens.

L'abcès du foie est le résultat de la culture prolongée du cocco-bacille dans l'organe. On retire de l'abcès toutes les variétés du microbe (active, atténuée). On peut, à l'aide du contenu de l'abcès ou de la culture du microbe atténuée, reproduire chez le lapin par injection intraveineuse des abcès du foie, petits, multiples, caséeux, à l'exclusion de tout autre organe. Cette lésion a pu être obtenue trois fois sur sept, par deux ou trois injections. Le lapin meurt de cachexie en vingt à trente jours. On retrouve dans ces abcès expérimentaux le cocco-bacille, soit pur (deux fois), soit uni à du *B. coli* (une fois). L'abcès est une bouillie caséeuse, analogue au contenu de l'abcès humain, grisâtre, mais non chocolat. L'examen microscopique direct du pus de l'abcès humain a permis (trois fois sur six) de reconnaître la présence du microbe en petite quantité ; à cet effet, le mieux est de diluer la matière caséeuse avec de l'eau stérilisée tiède et d'agiter ; on ne confondra pas le microbe avec les granulations libres de caséum animées de mouvements browniens.

La présence possible du cocco-bacille dans le sang (cas aigus). sa présence presque constante dans l'abcès du foie dysentérique, dans les matières fécales (au début), la possibilité de reproduire chez le lapin l'abcès du foie et chez les animaux des lésions, analogues aux lésions de la dysenterie humaine, sont des faits importants qui militent en faveur de la spécificité du cocco-bacille découvert par M. LESAGE.

La communication de ROSENTHAL, de Moscou, est surtout intéressante en ce que jusqu'ici on n'avait publié en Russie que des cas de dysenterie à amibes. L'attention de cet auteur ayant été attirée par les travaux de SHIGA, il a cherché le bacille de ce dernier dans les cas de dysenterie, qu'il eut à observer et l'a trouvé dans 85 cas avec tous ses caractères spéciaux : immobilité, absence de coloration par le Gram, de liquéfaction de la gélatine, de coagulation du lait, pas de production d'indol, agglutination par le sérum des malades. Dans un cas où l'autopsie fut faite 9 heures après la mort, on trouva des bacilles dysentériques dans le sang du cœur, la rate, les ganglions mésentériques: ce cas semble être le seul cas de septicémie dysentérique. L'agglutination ne se montrait qu'au 10-12ᵉ jour et disparaissait à la 4-5ᵉ semaine.

Jamais l'auteur n'a trouvé le bacille en question chez les malades atteints d'autres affections.

L'injection aux chats de selles fraîches par voie rectale, de cultures pures par la bouche ou par le rectum a donné des résultats négatifs, tandis que l'injection sous-cutanée ou intra-péritonéale provoquait de l'hyperémie de l'intestin grêle, dont le contenu devient muco-sanguinolent.

I

PARTIE CRITIQUE

Après cet exposé des faits, peut-être un peu long, mais nécessaire, croyons-nous, pour apporter la clarté à ce qui va suivre, nous allons maintenant chercher à nous débrouiller dans les opinions si diverses et tâcher de voir quels sont les parasites animaux ou végétaux qu'on doit considérer comme les véritables agents pathogènes de la dysenterie, ainsi que la façon dont s'exerce leur action nocive, et les différentes formes anatomiques que chacun d'eux provoque.

Nous aurons également à discuter la question de savoir s'il faut admettre *une* dysenterie, maladie unique, occasionnée toujours par le même agent, quel que soit le point du globe où cette maladie apparaît, ou bien s'il y a *des* dysenteries comme il y a des endocardites, des broncho-pneumonies, etc., occasionnées par des agents pathogènes divers et multiples, mais aboutissant toujours, dans les conditions à peu près analogues, à des lésions presque identiques.

Voyons d'abord ce qu'il faut penser du rôle des amibes.

Comme on sait, on a objecté à Losch la présence des amibes *dans les selles des sujets sains* (Grassi, Sternberg, Calandruccio, Casagrandi et Barbagallo), ou des sujets atteints d'affections diverses de l'intestin autres que la dysenterie (Cunningham, Perroncito, Massiou rine). Pour être plus démonstratif, Calandruccio a même cru devoir avaler des kystes d'amibes et, ayant ensuite retrouvé dans ses selles des amibes développées, il en conclut à la non nocivité des amibes. Mais il est à peine besoin de faire ressortir à quel point cette démonstration est aujourd'hui par elle-même peu probante. Ne sait-on pas, en effet, que PETER, en farouche antimicrobiste, a avalé des fausses membranes diphtériques pour démontrer l'inanité de la théorie pasteurienne et la battre en brèche ? HAFFKINE, dans un tout autre but, n'a-t-il pas avalé impunément des déjections de cholériques ? Il ne viendrait cependant aujourd'hui à l'esprit de personne de mettre en doute la valeur pathogène du bacille Klebs-Loeffler ou du bacille virgule de Koch. KARTULIS attribuait ce résultat négatif à ce qu'il se serait agi d'une autre espèce d'amibes, car ni lui, ni COUNCILMAN et LAFLEUR, ni KRUSE et PASQUALE, n'en ont jamais trouvé chez des sujets, atteints d'autres affections et qu'ils ont examinés à ce point de vue ; ils n'en ont jamais trouvé non plus dans les selles de sujets bien portants en Égypte. BOAS non plus n'a pas trouvé d'amibes chez les 43 sujets sains ou atteints d'autres maladies et dont il a examiné les selles. Pour SCHUBERG, on peut trouver des amibes dans les selles des sujets sains, à condition de changer, à l'aide d'un purgatif salin, la réaction des selles. Cependant les recherches de STRAUSBERG ne sont pas très probantes, puisque, comme nous l'avons vu, il n'a trouvé ces parasites que chez 10 sujets sains sur 90 examinés. De plus, son assertion sur la disparition des amibes des selles à la suite d'administration de l'huile de ricin est contestée par JÜRGENS, qui a toujours trouvé ces parasites chez les dysentériques revenant de Chine, même après absorption d'huile de ricin.

À ce point de vue, nous partageons l'opinion de CURRY, qui admet très judicieusement qu'on a aussi peu de raison de nier le pouvoir pathogène des amibes à cause de leur présence dans l'intestin de l'homme sain, que de nier le pouvoir pathogène du bacille Klebs-Loeffler, parce qu'il se trouve parfois dans la cavité buccale des sujets sains. D'ailleurs, ne savons-nous pas que différents micro-organismes pathogènes peuvent vivre dans l'organisme pendant un certain temps en simples saprophytes? La présence des amibes dans l'intestin des sujets sains nous semble donc possible, sans que ce fait nous oblige à admettre ou à rejeter leur influence pathogène.

A l'objection, faite par certains auteurs de la présence des amibes dans l'intestin normal, on a opposé cette hypothèse que les amibes trouvées dans les selles des sujets sains n'étaient pas les véritables amibes pathogènes de la dysenterie, mais une espèce vulgaire. Parmi les arguments, invoqués en faveur de cette hypothèse, on donnait, entre autres, la différence de taille des amibes dans les deux cas. Nous trouvons, en effet, les chiffres suivants :

Loesch, 26 à 30 ou 35 μ.

Normand, 10 à 30 μ.

Grassi, 8 à 22 μ.

Massioutine, 6 à 30 μ.

Cahen, 14 à 22 μ.

Osler, 10 à 20 μ.

Quincke et Roos, 20, 25 à 40 μ.

Stengel, 10 à 30 μ.

Couningham, 8 à 25 μ.

Kartulis, 12 à 30 μ.

Dok, 13 à 37 μ.

Schuberg, 12 à 26 μ.

Harris, 12 à 36 μ.

Ucke, 10 à 30 μ.

Jurgens, de très petits jusqu'à 40 μ.

Doflein, 7 à 50 μ.

En présence de cette diversité des chiffres il est difficile de leur accorder une valeur quelconque. D'ailleurs Casagrandi et Barbagallo ont constaté des *différences de taille* des amibes chez le même sujet, et cela d'un jour à l'autre. Ce dernier fait est différemment interprété. Roos, Kruse et Pasquale y voient une preuve de la division des amibes dans l'intestin, tandis que Ucke considère au contraire les grosses amibes comme des

formes de conjugaison, car, dit-il, très souvent à un fort grossissement on peut y voir la fusion de plusieurs exemplaires,
agglutinés en quelque sorte par le mucus intestinal. Les rapports étroits entre la disparition des amibes et la cessation de
la dysenterie, entre le nombre de parasites et la gravité des
lésions, invoquée par Loesch le premier, par quelques autres
après lui (Lœsch, Stengel, Councilman et Lafleur) ne semblent
pas être d'une constance absolue, car on a aussi noté des cas
opposés où il n'y avait absolument aucun rapport entre le
nombre de parasites et l'intensité du processus morbide. D'ailleurs cet argument serait en tout cas insuffisant, car pour
expliquer ce rapport les partisans de la théorie opposée (Schuberg) déclarent que la cessation du processus morbide crée
des conditions défavorables à la vie des amibes.

Un autre argument en faveur du rôle pathogène des amibes
est fourni par *l'expérimentation sur les animaux*.

Loesch, Huana, Kruse et Pasquale, Boas, Stengel, Kovacs
et beaucoup d'autres injectaient à divers animaux, surtout
aux chats, des selles dysentériques contenant des amibes et,
selon qu'ils arrivaient ou non, à provoquer chez les animaux
en expérience la multiplication des amibes introduites et des
lésions plus ou moins analogues à celles de la dysenterie
humaine, ils prenaient parti pour ou contre l'action pathogène
de ces parasites. Cependant ces expériences sont, à notre avis,
loin d'être toujours concluantes. Si l'on prend les chiffres en
bloc on ne trouve sur un relevé de 110 expériences environ
que dans un quart des cas seulement des résultats positifs. En
outre, les auteurs ne sont pas toujours très explicites sur les lésions obtenues et souvent se contentent de simples congestions
ou bien de lésions de l'intestin *grêle* pour conclure qu'ils ont
reproduit la dysenterie. Ainsi Kartulis n'a jamais pu reproduire les ulcérations. Nous devons mettre à part ici les expériences de Jurgens qui, sur 29 chats infectés par la dysenterie
tropicale, a obtenu 29 résultats positifs, tandis que chez 19
chats infectés par la dysenterie de nos pays les résultats étaient
toujours négatifs.

La plupart des auteurs ont fait ces expériences en injectant des selles dans le rectum des chats, avec fermeture consécutive de l'anus. Dans ces conditions plusieurs facteurs pouvaient intervenir dans la production des lésions intestinales. En effet, l'introduction dans le rectum de selles dysentériques en bloc pour ainsi dire pouvait agir : 1° par les amibes y contenues ; 2° par les toxines éventuelles de ces amibes ; 3° par les bactéries qui pouvaient s'y trouver ; 4° par les toxines de ces bactéries ; enfin, 5° la présence des différentes ptomaïnes contenues dans les selles pouvait ne pas être étrangère à la production des lésions anatomo-pathologiques, et cela d'autant plus que la fermeture de l'anus créait une sorte de rétention artificielle des fèces et une auto-intoxication consécutive. Aussi, pour se mettre à l'abri de quelques-unes de ces objections, KARTULIS, KRAUSE et PASQUALE ont-ils injecté aux chats du pus des abcès dysentériques du foie contenant des amibes, mais stérile au point de vue des bactéries. Les résultats positifs qu'ils ont obtenus dans ces conditions ne sont cependant pas non plus à l'abri de tout reproche, car d'une part les inconvénients de la suture de l'anus n'étaient pas écartés, d'autre part le pus, tout en étant stérile morphologiquement ou biologiquement, pouvait ne pas l'être chimiquement, c'est-à-dire pouvait bien contenir des toxines bactériennes. D'ailleurs le fait qu'un liquide pathologique quelconque, ensemencé sur différents milieux, ne donne pas de culture, ne prouve pas d'une façon péremptoire la stérilité absolue de ce liquide. Disons cependant que HARRIS, ROOS et JÜRGENS ont injecté des selles dysentériques aux animaux sans suture de l'anus, le premier après injection sous-cutanée préalable de morphine, le second après narcose par l'éther et le troisième en injectant par petites doses et en se servant d'une canule mousse dépassant à peine le sphincter ; on évite ainsi l'irritation de la muqueuse rectale et l'évacuation immédiate des produits injectés. Tous les trois ont obtenu des résultats positifs, HARRIS sur un chien, ROOS et JÜRGENS sur des chats.

D'un autre côté, HLAVA, HARRIS et JÜRGENS ont obtenu des

résultats négatifs par injection rectale des bactéries isolées des selles dysentériques.

D'après Quincke et Roos les résultats négatifs de quelques auteurs seraient dus à ce qu'ils n'ont pas opéré avec *la véritable amibe de la dysenterie*. Ces auteurs distinguent en effet trois variétés de ces parasites : l'*Amoeba vulgaris*, non pathogène ni pour l'homme ni pour le chat, l'*Amoeba coli mitis*, pathogène pour l'homme et non pathogène pour le chat, et enfin l'*Amoeba coli Loesch, felis ou dysenteriae, Amoeba intestinalis* de R. Blanchard, pathogène pour l'homme et le chat. La dernière variété seule peut provoquer la véritable dysenterie.

Casagrandi et Barbagallo émettent cette hypothèse qu'en injectant des selles contenant des amibes, on crée dans l'intestin des conditions favorables à leur pullulation, car les amibes, comme nous avons déjà eu l'occasion de le voir, ne peuvent vivre que dans un milieu alcalin. Les amibes une fois multipliées n'interviendraient qu'en cas d'ulcérations déjà préexistantes. Cette explication nous paraît un peu artificielle et nullement fondée. D'ailleurs un fait intéressant observé par Jurgens paraît l'infirmer complètement. En opérant sur des chats atteints de diarrhée coccidienne et chez lesquels il y avait en quelque sorte un *locus minoris resistenciæ*, cet auteur a vu la dysenterie ne se développer exclusivement que lorsqu'on leur injectait des selles contenant des amibes et provenant de dysentériques ayant contracté leur maladie en Chine.

La conclusion que nous pouvons tirer de ce qui précède est que la présence d'amibes dans l'intestin de dysentériques semble bien être en rapport de cause à effet avec la production de la maladie puisque la plupart des auteurs en ont trouvé chez les dysentériques (et Kartulis apporte à l'étude de la question 500 observations, chiffre évidemment important) sans qu'il y ait toutefois un rapport constant entre la gravité du cas et le nombre des amibes (Gasser). Cette hypothèse de causalité est aussi corroborée par les résultats négatifs d'injection des bactéries isolées des selles, et les résultats positifs des injections de selles contenant des amibes. Disons que cette dernière preuve ne doit être admise qu'avec beaucoup de circonspection lorsque les expériences portent sur les chats, car GASSER a pu provoquer chez ces animaux des ulcérations typiques en leur injectant dans le rectum de la terre végétale diluée dans de l'eau stérilisée. De même on les a pu provoquer par du sable.

Pour que les expériences puissent être tout à fait probantes il faudrait pouvoir opérer avec des *cultures pures d'amibes* car l'injection de pus ou des matières fécales bactériologiquement stériles ne peut d'aucune façon être considérée comme équivalant à l'injection de culture pure d'amibes, l'absence de bactéries n'impliquant pas l'absence de toxines bactériennes. Il est évident que si l'on pouvait, par l'injection de culture d'amibes absolument privée de tout autre élément chimique ou biologique, provoquer des lésions dysentériques, on aurait là une preuve péremptoire du pouvoir pathogène des amibes ; tant qu'on ne sera pas en mesure d'employer ce moyen de démonstration, on ne pourra que présumer — avec beaucoup de probabilité, nous voulons bien l'admettre — le rôle nocif des amibes. Cette culture a été tentée par un grand nombre d'expérimentateurs : les uns (ROOS, KRUSE et PASQUALE, STENGEL, FAJARDO, ROEMER) avouent avoir échoué ; d'autres (OGATTA, MÜLLER, SCHARDINGER, CASAGRANDI et BARBAGALLO, CELLI et FIOCCA, KARTULIS, BEYERINCK, etc.) croient avoir réussi, mais tout porte à croire qu'ils étaient dans l'erreur. KARTULIS, par exemple, dit que ses cultures poussaient le mieux à ciel ouvert et il est évident que dans ces conditions la pureté de ces cultures devient plus que douteuse.

On a proposé de cultiver les amibes dans la décoction de paille ou de riz, mais les naturalistes objectent que ce n'est pas l'Amoeba coli qui se développe dans ces conditions, mais l'Amibe de la paille. CELLI a recommandé comme milieu le *fucus crispus*, mais il avoue lui-même qu'il est difficile d'obtenir une culture pure. TSCHARNI conseille la décoction de paille et la culture successive sur gélatine bouillon avec des bactéries peu résistantes. Au 3ᵉ passage on obtiendrait des cultures pures. Schardinger croit avoir cultivé une amibe identique à l'Amoeba coli. Beyerinck qui a cultivé diverses espèces d'amibes, ajoute, en note, dans son travail, que l'Amoeba Zymophyla qu'il a cultivée « serait peut-être identique à l'Amoeba coli de Loesch ». Casagrandi et Barbagallo ne croient cependant pas à l'identité des amibes cultivées par Schardinger et Beyerinck, avec l'Amoeba coli. Doflein, devant l'autorité duquel nous devons nous incliner en cette question spéciale, pense qu'aucun de ces auteurs n'a cultivé des amibes vraies, mais des espèces amoeboïdes de myxomycètes.

Malgré l'absence regrettable de ce moyen de contrôle, nous croyons, avons-nous dit, que *l'amoeba coli intervient dans la dysenterie*. Mais il reste une question non moins importante à examiner : comment agit l'amibe ?

Notons d'abord que, abstraction faite du cas de Loisch, on a commencé d'après les recherches de Koch, Kartulis, Kruse et Pasquale, par considérer la dysenterie amibienne comme l'apanage exclusif des tropiques. Mais bientôt Hlava rapporte l'histoire d'une épidémie de dysenterie amibienne observée presque au centre de l'Europe, à Prague. D'autres observations éparses viennent s'y joindre. Massner publie un cas observé à Vienne ; les observations de Loisch et de Massioutine ont été faites à Saint-Pétersbourg et à Kiev. Lobas en constate la présence à Sakhaline et Soresson à Tomsk ; plus récemment Jaeger signale deux épidémies en Allemagne. D'autre part, dans l'Amérique du Nord, les observations s'accumulent également (Osler, Councilman, Lafleur, Stengel, Simon). Dans ces conditions il nous semble tout à fait *impossible d'attribuer une grande valeur à la latitude*, d'autant plus qu'aux Philippines par exemple on a noté aussi bien des dysenteries amibiennes que des dysenteries à bacilles, et que, d'autre part, en Russie, où l'on n'avait jusqu'ici observé que des cas de dysenterie amibienne, on a tout dernièrement constaté aussi l'existence d'une dysenterie à bacilles. Aussi croyons-nous que l'amibe est universellement répandue et peut s'observer partout (Texas, Brésil,

Chine, Honolulu). Les cas observés en Grèce (Kartulis), en Roumanie (Babès et Zagura) constituent pour ainsi dire les termes de passage entre les pays tropicaux et les pays tempérés. Si dans les pays tropicaux on note plus fréquemment la présence d'amibes chez les dysentériques et si elles semblent y causer plus fréquemment la dysenterie — nous verrons plus loin par quel mécanisme — c'est que d'une part il y a très probablement lieu de tenir compte des conditions hygiéniques défectueuses dans lesquelles vit la plus grande partie des populations des tropiques. C'est pourquoi aussi nous avons souligné le fait constaté par Harris qu'en Amérique les cas ont été le plus souvent observés chez des émigrants, c'est-à-dire des sujets sur la propreté et l'hygiène des habitations desquels il est permis d'avoir des doutes. D'autre part on sait que dans les pays tropicaux les affections gastro-intestinales sont très communes ; peut-être la diarrhée prémonitoire de la dysenterie n'est-elle en réalité qu'une diarrhée due au régime et au climat ; cette diarrhée créant un milieu favorable à la pullulation des amibes, ces dernières interviennent alors pour provoquer la dysenterie proprement dite.

Ucke et Roemer ayant pu observer des cas de dysenterie amibienne tropicale et d'autres dysenteries, également à amibes, mais de nos pays, ont pu se convaincre qu'il n'y avait dans les deux cas aucune différence, apparente tout au moins, entre les amibes. Janowski et Ascher affirment n'avoir jamais pu constater d'amibes au cours des épidémies qu'ils ont observées le premier à Varsovie, le second à Königsberg. Mais Ascher n'examinait pas les selles immédiatement après leur expulsion, or, c'est là une condition indispensable pour réussir, car les amibes perdent souvent très vite leur motilité et il devient alors, de l'avis de tous ceux qui ont étudié cette question, très difficile de distinguer ces amibes immobiles de cellules quelconques de l'organisme. Quelques auteurs conseillent même, pour mieux conserver les amibes, de faire déféquer les malades dans des vases chauffés. Juergens, qui a trouvé des amibes dans les selles des dysentériques venant de Chine, a donné une très bonne description des parasites et de la façon de les chercher ; nous l'avons reproduit dans la première partie de notre travail et nous n'y reviendrons pas. Ucke, qui en 1901 vit des amibes à Saint-Pétersbourg, avoue lui-même que s'il n'en a pas trouvé auparavant à Varsovie, c'est qu'il ne savait pas du tout à cette époque comment s'y prendre. Il importe surtout de savoir *où* les chercher : on les a cherché dans les parties solides, les grumeaux, or, c'est surtout *dans la partie glaireuse* qu'elles se trouvent et Ucke a pu voir des amas de mucus être presque exclusivement composés d'amibes. Disons toutefois que Jürgens est arrivé à les déceler aussi dans les parties solides des déjections à condition de les délayer dans du sérum physiologique. Il est très probable que lorsque l'on connaîtra mieux la façon de chercher, de traiter et de reconnaître les amibes et que l'attention s'y trouvera portée, on découvrira les amibes dans la dysenterie européenne beaucoup plus souvent qu'on ne l'a fait jusqu'ici.

Par quel mécanisme l'amibe provoque-t-elle la dysenterie ? On a admis tour à tour : 1° l'action mécanique ; 2° l'action des toxines amibiennes ; 3° l'action indirecte, les amibes n'étant que les vecteurs des bactéries, la dysenterie étant ainsi en réalité due à ces derniers, enfin 4° la symbiose des amibes et des bactéries. Examinons chacun de ces modes d'action.

1° *L'action mécanique* a été admise la première fois par Loesch. Les amibes nombreuses et très mobiles irriteraient d'abord mécaniquement la muqueuse, et s'introduiraient dans la muqueuse. Councilman et Lafleur, Kartulis, Stengel, Harris sont du même avis, et Kartulis admet que les amibes par leurs mouvements incessants exercent une action destructive sur les tissus. Pour Harris à l'action mécanique des amibes vient s'ajouter le fait de l'arrêt de la nutrition, avec escarre et nécrose consécutives. Kovacs, Massioutine pensent qu'elles ne font qu'entretenir des lésions déjà existantes. Schuberg n'admet pas cette action mécanique car, dit-il, d'autres protozoaires à mouvements aussi vifs ne causent chez l'homme aucun trou-

ble. Mais cette objection n'est fondée sur aucun fait car nous
ne croyons pas qu'on ait jusqu'ici observé des cas de présence
dans l'intestin de l'homme, d'autres protozoaires en aussi
grand nombre que les amibes. Étant donné que le nombre des
amibes est souvent colossal, qu'on voit parfois des ulcères
grouillant d'amibes et des glandes qui en sont farcies (JÜRGENS),
il nous semble que dans certains cas leur action mécanique
doit bien être admise, sans qu'elle aie toutefois toujours un
rôle prépondérant, d'autant plus que des lésions graves peuvent s'observer aussi avec des amibes relativement peu nombreuses.

2° *Action des toxines amibiennes*. — Cette action doit *a priori*
être admise car il est évident que tout être vivant excrète des
produits plus ou moins nocifs. SCHUBERG, il est vrai, rejette cette
hypothèse, parce que, dit-il, on n'a encore constaté rien de
semblable pour les protozoaires extracellulaires. L'argument
nous paraît bien spécieux, car on ne voit pas pourquoi accorder cette action aux helminthes morts ou vivants dans l'intestin de l'homme, et dont les toxines peuvent provoquer une
anémie grave et d'autres phénomènes d'intoxication, et refuser
cette même propriété aux amibes. Cette théorie est défendue
par COUNCILMAN, ROOS, HARRIS qui admettent l'action nécrosante des toxines.

D'après ROOS il semble que les cellules meurent sous
l'influence des toxines élaborées par les amibes. Nous aurons
à revenir sur ce point à propos de la pathogénie des abcès
dysentériques du foie.

3° *Amibes vecteurs des bactéries*. — KARTULIS, JANOWSKI, WE-
SENER, DOFLEIN, GRAHAM, attribuent bien un rôle aux amibes
dans la dysenterie, mais pour ces auteurs ce rôle serait tout à
fait secondaire, ces parasites n'agissant que par les bactéries
dont elles sont porteurs. A son cours, professé à l'Institut
de Médecine Coloniale de Paris, notre éminent maître M. le
Pr R. BLANCHARD a exprimé la même opinion. GRAHAM
va même plus loin et compare le rôle des amibes dans la
dysenterie à celui des moustiques dans l'impaludisme. Nous

avons vu toutefois que certains expérimentateurs (Marchoux) n'ont réussi à reproduire la dysenterie qu'en injectant des selles qui contenaient des amibes vivantes, et qu'ils échouaient par contre, lorsqu'ils injectaient les bacilles isolées de ces selles. Marchoux a même pu reproduire la dysenterie amibienne chez le chat jusqu'au 19ᵉ passage, et toujours par injection de selles dysentériques à amibes.

Baumgarten, partageant l'opinion de Kartulis, ajoute cet argument qu'on ne connaît pas d'autre exemple d'action pyogène de protozoaires; mais comme nous allons le voir, il ne s'agit pas en réalité, dans la dysenterie, d'action pyogène proprement dite, mais de nécrose des tissus, la suppuration ne constituant qu'un élément surajouté.

4° Action concomitante des amibes et des bactéries. — Kruse et Pasquale admettent cette infection mixte, car à côté des amibes ils ont trouvé divers bactéries, comme nous l'avons déjà vu. Pour Vivaldi les amibes exaltent la virulence des bactéries.

Pour être impartial, nous devons dire que nous avons constaté que la présence des bactéries à côté des amibes est mentionnée par les auteurs suivants : Koch, Kartulis, Baumgarten, Hlava, Dock, Stengel, Kovacs, Councilman et Lafleur, Kruse et Pasquale, Harris, Roos, Boas, Jaeger, Juergens. Quelques-uns de ces auteurs n'ont obtenu aucun résultat positif par injection rectale des bactéries seules isolées des selles dysentériques où elles se trouvaient à côté des amibes. Mais, il faut convenir, rien ne prouve qu'en *symbiose* avec les amibes elles ne jouent pas un certain rôle, peut-être même égal à celui des amibes elles-mêmes. Signalons, comme une assertion spéciale, l'opinion de Casagrandi et Barbagallo, pour qui les amibes seraient non seulement inoffensives, mais même joueraient en quelque sorte un rôle providentiel, en digérant les bactéries et entravant leur action nocive. Sans aller aussi loin, Calmette considère les amibes comme des auxiliaires utiles.

Cette question du mode précis de l'action des amibes ne pourra être péremptoirement résolue qu'alors seulement qu'on parviendra à cultiver les amibes à l'état pur et à provoquer ou non, avec l'injection de ces cultures vivantes ou stériles, les lésions de dysenterie amibienne typiques.

Pour le moment il nous semble difficile de refuser aux amibes une part quelconque dans la production de la dysenterie, étant données les lésions anatomo-pathologiques classiques que décrivent tous les auteurs dans la dysenterie amibienne et qui donnent à cette dernière un cachet tout spécial, la différenciant de la dysenterie à fausses membranes. C'est pourquoi il nous semble indispensable d'entrer dans quelques détails à ce sujet et de résumer aussi brièvement que faire se peut les types anatomo-pathologiques décrits par COUNCILMAN et LAFLEUR, HARRIS, JUERGENS et d'autres.

ANATOMIE PATHOLOGIQUE DES LÉSIONS INTESTINALES DE LA DYSENTERIE

Sans nous arrêter à la description de LOESCH nous citerons d'abord les lésions anatomo-pathologiques qu'ont si minutieusement décrites COUNCILMAN et LAFLEUR. Ces auteurs distinguent trois formes de dysenterie. La première. *simple ou catarrhale*, est caractérisée par des hémorragies punctiformes. la desquamation épithéliale et un commencement de nécrose. Dans ce groupe, COUNCILMAN range tous les cas qui ne rentrent ni dans la dysenterie à fausses membranes ni dans la dysenterie amibienne.

La seconde forme de dysenterie, *diphtéroïde*. se distingue par la production des fausses membranes aussi bien sur le gros intestin que sur l'intestin grêle. Ces fausses membranes sont tantôt continues, occupent une épaisseur variable de la paroi intestinale allant parfois jusqu'à la sous-muqueuse. et peuvent être séparées de la muqueuse par une couche purulente ce qui serait la caractéristique de cette forme. d'après COUNCILMAN. D'autres fois, les fausses membranes sont petites. disséminées. Toujours elles s'accompagnent de nécrose superficielle. Pour

COUNCILMAN, les deux formes de dysenterie non amibienne seraient dues à la diminution de la résistance des tissus des sujets déjà épuisés par une maladie antérieure. Pour cet auteur les mêmes lésions diphtéroïdes s'observent dans les empoisonnements, le mal de Bright, les autres maladies infectieuses. Mais il est évident qu'il s'agit dans ces cas d'une entérite dysentériforme secondaire qui n'a rien à voir avec la dysenterie proprement dite et qui est plutôt analogue à celle par exemple qu'on peut observer dans l'empoisonnement mercuriel.

Dans la dysenterie amibienne, l'intestin est toujours *épaissi* et toutes ses tuniques sont atteintes, mais c'est la sous-muqueuse qui est la plus lésée. Les nodules qu'on y trouve contiennent un pus visqueux, gélatiniforme, soulevant et décollant la muqueuse et finissant par l'ulcérer. Les lésions de la muqueuse seraient pour COUNCILMAN toujours secondaires à celles de la sous-muqueuse. Les vaisseaux de la sous-muqueuse sont détruits, d'où nécrose.

COUNCILMAN divise les ulcérations intestinales de la dysenterie amibienne en quatre catégories, suivant la rapidité de l'extension du processus et probablement aussi suivant l'action concomitante des bactéries et des amibes. Aussi décrit-il des ulcérations avec infiltration cellulaire et formation de phlegmon sous-muqueux, des ulcérations à bords décollés, simple excavation dans la sous-muqueuse épaissie, des ulcérations à fond détergé et à bords simples, et enfin des ulcérations à escarres étendues, adhérentes.

Dans les parois de l'intestin on trouve toujours un nombre considérable d'amibes, siégeant principalement dans la sous-muqueuse, surtout là où les tissus sont boursouflés, infiltrés. Un des grands mérites de COUNCILMAN et LAFLEUR, sur les travaux desquels nous avons cru devoir nous arrêter un peu plus longuement, fut d'avoir attiré l'attention sur ce fait que les ulcérations intestinales *commencent surtout par la sous-muqueuse*, n'envahissant la muqueuse que secondairement, ne communiquant parfois avec le canal intestinal que par un orifice des dimensions d'une tête d'épingle, tandis que la sous-muqueuse est lésée dans une plus grande étendue, d'où les bords creusés, décollés de ces ulcérations.

Les amibes se fraient parfois un chemin entre les interstices de la musculeuse, ce qui explique les lésions de la sous-séreuse et de la séreuse, avec adhérences et perforations possibles.

Kruse et Pasquale constatent que dans la dysenterie d'Égypte les altérations intestinales dues aux amibes ne se forment ni par ulcération des follicules clos, ni par chute d'une fausse membrane, mais bien par nécrose du tissu sous-muqueux. Ils insistent aussi sur la prédominance des lésions dans la sous-muqueuse, son boursouflement, son ramollissement nécrotique, ce qui donne lieu à des ulcérations à bords décollés.

Harris, de son côté, note l'abondance des amibes dans les couches profondes de la paroi intestinale : il les a vu dans les espaces lymphatiques ainsi que dans les vaisseaux lymphatiques et sanguins et a pu les surprendre en flagrant délit de pénétration dans la paroi vasculaire.

Juergens, dans ses expériences faites sur des chats avec des selles dysentériques de malades venant de Chine, est arrivé à de tout autres conclusions en ce qui concerne l'anatomie pathologique. Il a bien noté le gonflement et la congestion du gros intestin, avec perte de substance, du moins visible au microscope, surtout au cæcum et au rectum ; mais ce n'étaient pas seulement les parties superficielles de la muqueuse qui étaient nécrosées, mais aussi les glandes en tube, et cela en leur totalité. Dans ces ulcérations, on trouvait des amibes en masse non seulement au fond des ulcérations, mais même dans leur voisinage. Dans les parties saines de la muqueuse, les amibes rampaient aussi dans les glandes de Lieberkühn, s'enclavaient entre les cellules épithéliales et formaient des amas dans la sous-muqueuse. *Juergens a trouvé des glandes parfaitement intactes, bourrées de haut en bas d'amibes* ; d'autres fois les amibes ne provoquaient qu'une légère opacité des cellules épithéliales. Pour cet auteur, le parasite pénètre dans la muqueuse saine, désagrège ses cellules et gagne ensuite la profondeur. Tels sont les résultats de l'examen des coupes fraîches.

Sur des préparations durcies et colorées, on constate la même filiation, on y voit toutes les phases du processus provoqué par les amibes, commençant par un léger trouble des cellules épithéliales et finissant par leur destruction complète et la nécrose; Juergens a même vu dans quelques cas des amibes dans des glandes qui sécrétaient encore du mucus. Dans les lésions qui semblaient superficielles macroscopiquement et qui pouvaient faire croire à des lésions du début, on trouvait sur des coupes que la muqueuse était déjà nécrosée jusqu'à la muscularis mucosae.

Jamais Juergens n'a vu les lésions superficielles qu'on observe dans la dysenterie à fausses membranes où les parties superficielles des glandes sont lésées, alors que leurs parties profondes restent intactes. Ce qui caractérise d'après Juergens le processus morbide de la dysenterie amibienne, c'est que ces parasites s'attaquent à des glandes isolées où elles provoquent un commencement de nécrose, tandis que dans les glandes voisines il n'y a pas trace de lésion quelconque. En présence de ce fait Juergens croit qu'il est impossible de ne pas considérer les amibes comme la cause première de la dysenterie ; sous leur influence les cellules épithéliales meurent, se détachent, digérées parfois par les parasites qui prennent peu à peu sur la membrane basale la place des cellules détruites.

La distension des glandes en tube par les amibes qui les bourrent amène bien des lésions, par compression des parties voisines. Mais le processus morbide se propage aussi directement, par pénétration des amibes dans le tissu connectif de la muqueuse, dans l'espace interglandulaire où le tissu est sain ou peu atteint. Au stade de lésions plus avancées ou presque nécrotiques, toute la muqueuse est littéralement farcie d'amibes. Elles s'accumulent surtout dans les couches profondes de la muqueuse et la muscularis mucosae semble opposer une barrière à l'envahissement des couches plus profondes. Cependant cette barrière ne résiste pas longtemps :

les amibes gagnent bientôt la sous-muqueuse, encore saine,
s'y accumulent en amas aux points par lesquels elles ont
pénétré. Jamais JUERGENS n'a vu l'envahissement primitif des
tissus plus profonds comme KRUSE et PASQUALE. Aussi admet-
il, contrairement à tous les autres auteurs, que *c'est la muqueuse qui est la première lésée, la sous-muqueuse n'étant prise
que secondairement.*

Tandis que dans la dysenterie pseudo-membraneuse il y a
fonte de tous les tissus, avec ulcérations largement ouvertes,
les amibes ne détruisent la muscularis qu'en quelques points
seulement, se répandent en abondance dans la sous-muqueuse
et dans tous les follicules clos, aboutissant aux ulcérations folliculaires caractéristiques à bords décollés. JUERGENS n'a jamais
pu constater la présence des amibes dans les capillaires eux-
mêmes, aussi n'admet-il pas l'hypothèse de Roos de la nécrose
par thrombose vasculaire. Pour lui, au contraire, la voie la
plus ordinaire et la plus probable de pénétration des amibes
dans les tissus ce sont les glandes de Lieberkühn.

JUERGENS divise l'entérite amibienne tropicale en deux classes,
selon que l'action des amibes est primitive ou bien secondaire,
survenant au cours d'une autre lésion intestinale (tuberculose
par ex.). Ce sont là des formes mixtes qu'il faut distinguer de
la forme amibienne pure.

Les lésions observées par JUERGENS étant en *tous points* dia-
métralement opposées à celles qu'ont décrites avant lui tous
les autres auteurs qui se sont occupés de la question, leur
confirmation ou infirmation demande de nouvelles recherches.

Le rôle des **Balantidium** dans la dysenterie nous semble encore
très problématique de sorte que nous trouvons superflu
de nous étendre longuement à ce sujet. Si dans la plupart des
observations nous constatons que le Balantidium provoque
des selles diarrhéiques, muco-sanguinolentes, d'odeur fétide
particulière, avec ténesme et coliques, le tout s'accompagnant souvent de dénutrition générale et de cachexie amenant
fréquemment la mort, il faut dire que la preuve anatomique

du rôle de ce parasite fait défaut dans l'immense majorité des cas décrits. D'autre part, dans un certain nombre d'observations, les malades étaient en même temps atteints d'autres affections ou bien étaient porteurs d'autres parasites intestinaux. Dans ces conditions, le rôle des Balantidium devient très obscur. Seules les deux observations de N. Soloviov sont très explicites et semblent fournir une preuve sérieuse par les pièces où cet auteur a trouvé les Balantidium dans les parois du gros intestin. Vinogradov a confirmé cette manière de voir.

Mmes Lavrovskaïa, Eckecrantz, Baptshevsky, Wising ont fait quelques expériences d'infestation balantidienne, par voie buccale ou rectale, mais sans résultats.

Le nombre de cas de dysenterie provoquée par le Balantidium est encore très restreint. Il est possible que, le parasite étant transporté à l'homme par le porc chez les sujets peu soigneux et vivant dans des conditions hygiéniques défectueuses, la pauvreté et l'insouciance des malades sont la cause de ce que des cas plus nombreux n'ont pu tomber sous l'observation médicale.

En ce qui concerne la dysenterie poly ou monomicrobienne banale, on peut, d'une façon générale, dire que la plupart des auteurs qui se prononcent en faveur de cette hypothèse ont surtout trouvé des streptocoques (Zancarol, Petridis, Ascher, etc.), le bacille pyocyanique (Calmette, Lartigau, Bertrand) et des colibacilles plus ou moins modifiés et à virulence plus ou moins exaltée ou à pouvoir pathogène spécial (Arnaud, Lioubomoudrov, Allessandri). Pour Laveran, Bertrand, la dysenterie de nos pays serait polymicrobienne banale; quant à la dysenterie dite tropicale elle serait provoquée par le streptocoque pour Zancarol, par le pyocyanique et le streptocoque pour Bertrand et pour Calmette.

Il n'y a rien d'étonnant cependant à ce que Zancarol ait trouvé des *streptocoques* tout en injectant des amibes : d'une part rien ne prouve que les matières fécales qu'il injectait ne contenaient pas de streptocoques en même temps que des amibes. D'autre part, les amibes qu'il introduisait pouvaient aussi ouvrir en quelque sorte la voie à des streptocoques dont la virulence très faible jusque-là pouvait être exaltée par la présence de ces amibes. D'un autre côté si l'injection des cultures de streptocoques que ZANCAROL considérait comme dépourvues d'amibes, provoquent des lésions dysentériques, il est permis de garder quelques doutes sur la valeur de ces affirmations. Nous avons vu, en effet, combien la recherche des amibes est chose délicate, demandant parfois une grande expérience, surtout lorsque les amibes sont devenues immobiles, et nous avons également vu que cette mobilité peut se perdre très vite sous l'influence des changements du milieu (réaction acide) ou de la température. Enfin les recherches n'ayant pas été poussées au point de vue de la présence ou de l'absence du bacille dysentérique nous ne pouvons pas non plus éliminer complètement la possibilité de cette hypothèse.

Quant à la théorie de CALMETTE cet auteur dit lui-même qu'il se garde bien d'affirmer que *le bacille pyocyanique* soit le seul agent spécifique de la dysenterie, il soutient seulement qu'il l'était dans les cas étudiés par lui. D'ailleurs dans ses expériences la culture mixte du pyocyanique et du streptocoque n'a provoqué que l'inflammation du cæcum et de l'intestin grêle.

Si la plupart des auteurs de ce groupe parlent de *colibacilles* (GALLI-VALERIO, VINCENT, ARNAUD) ils sont unanimes pour remarquer en même temps que ce colibacille a en quelque sorte une physionomie spéciale, tout au moins quant à sa toxicité et à son pouvoir pathogène spéciaux. Aussi est-il permis, à notre avis, de penser qu'ils étaient à côté de la vérité et qu'ils n'ont simplement pas su chercher et reconnaître les caractères du véritable bacille dysentérique.

BERTRAND qui considérait la dysenterie comme une *furonculose intestinale* (le mot est joli, encore faut-il que la chose soit exacte), a toujours échoué dans ses expériences. Mais il ne s'en émeut pas autrement, remarquant que, pour provoquer la dysenterie, les bacilles qu'il incrimine ont besoin d'un ter-

rain préparé. Mais s'ils ne peuvent intervenir que sur un terrain préparé par d'autres facteurs (peut-être par l'amibe ou le
bacille dysentérique), leur rôle propre se réduit à bien peu
de chose, tout au plus peut-on leur accorder un rôle d'agents
d'infection secondaire.

Malgré les recherches et travaux de ces dernières années
cet auteur maintient son opinion avec un courage digne d'un
meilleur sort, sans justifier son assertion par la recherche du
bacille spécifique et de la séroréaction ; en 1902, il ne fait
qu'ajouter la théorie du vase clos, émise par le Pr Dieulafoy,
en l'appliquant à l'exaltation de la virulence microbienne dans
l'intestin des dysentériques, hypothèse qu'il base sur le mauvais
effet des opiacés et sur l'action favorable des évacuants.

Il nous semble à peine nécessaire de réfuter sérieusement
cette opinion qui ne s'appuye que sur des analogies fort lointaines, par exemple celles des arthropaties dysentériques avec
la staphylococcie, cause déterminante (?) du rhumatisme franc.

Pour cet auteur il y aurait cliniquement autant de dysenteries que de couleurs de selles, chaque microbe colorant ces
dernières d'une teinte spéciale, venant ainsi donner sa note
dans la gamme des couleurs que M. Bertrand dépeint avec
tant de verve.

Janowski qui est également partisan de la *polymicrobie*,
l'est aussi à la mode de Bertrand. Il admet en effet que sous
l'influence de la symbiose la virulence des hôtes normaux se
modifie, mais il ajoute que probablement selon tel ou tel pays
c'est telle ou telle espèce microbienne qui trouve des conditions favorables à son développement : l'épidémie est due
alors à ce microbe à virulence exaltée. D'où il conclut qu'il
faut chercher dans chaque épidémie, quel est le bacille qui
exalte la virulence des autres. Il admet également l'action
combinée des amibes et des bactéries. Dans ces conditions la
querelle de Janowski semble devenir une querelle de mots,
puisqu'il est évident que lorsque l'amibe ou le bacille dysentérique trouveront des conditions favorables à leur développement et qu'ils seront ainsi en état d'exalter la virulence des

hôtes normaux de l'intestin, le rôle de ces derniers, incapables d'intervenir, de l'aveu même de Janowski, pour leur propre compte, sera réduit à bien peu de chose.

Quant aux recherches de Chechnowski et Nowak les résultats qu'ils donnent sont trop discordants pour pouvoir en conclure quoi que ce soit de positif. En effet sur les coupes ils n'ont vu que des streptocoques, tandis que par des cultures ils n'ont isolé que le colibacille. De plus, les expériences avec les cultures ont échoué, tandis que l'injection des toxines de ces mêmes cultures filtrées a donné des résultats positifs.

Ascher qui n'a trouvé dans les selles de ses malades ni amibes ni bacilles dysentériques, n'a pas examiné les selles fraîches ; or nous avons vu déjà l'importance de cette condition. D'autre part il n'a obtenu des résultats par injection de cultures streptococciques que dans un seul cas. Notons en outre ce fait important que l'auteur nous dit avoir obtenu les mêmes lésions chez les chats auxquels on a suturé l'anus sans aucune injection intrarectale, que chez ceux auxquels on a injecté des selles dysentériques.

D'une façon générale les réflexions que nous avons faites au sujet du travail de Zancarol, concernant les streptocoques peuvent aussi s'appliquer à tous les travaux où il est question de microbisme banal agissant de concert avec les amibes. Il n'y a rien d'étonnant qu'on trouve dans les selles des dysentériques les hôtes habituels et fréquents de l'intestin. Le tout est de savoir si l'on a cherché en même temps le bacille spécifique de la dysenterie ou les amibes. Or, sauf Ascher, aucun des partisans du microbisme banal ne l'a fait. La question nous semble donc jugée.

C'est par cette intervention du microbisme banal qu'on a voulu expliquer la production des abcès du foie dans la dysenterie. Or, la pathogénie de ces derniers peut s'expliquer de tout autre façon.

La plus grande partie de ce qui a été dit à propos du rôle des amibes dans la dysenterie peut s'appliquer aux abcès dysentériques du foie. Comme on sait, on fait de ces abcès un des caractères distinctifs de la dysenterie dite « tropicale ». Nous verrons un peu plus loin si cette caractéristique peut être acceptée comme ayant une valeur absolue. Examinons pour le moment les rapports qu'il peut y avoir, qu'il y a très probablement entre l'amibe dysentérique et l'abcès du foie.

Si nous faisons un relevé des parasites trouvés dans le contenu des abcès du foie, nous voyons qu'on y a constaté :

Des *amibes seules* (Curnow, Osler, Peyrot et Roger, Buxton, Manner, Marchoux, Poteïenko, Kruse et Pasquale, Rogers, etc.), des *amibes* et des *bactéries diverses* (Harris, Dock, Kartulis, Kruse et Pasquale), des *bactéries sans amibes* (Veillon et Jayle, Councilman et Lafleur, Pancini, Zancarol, Vasse), ou bien le *pus était absolument stérile* (Laveran, Achard, Netter, Rendu, Zancarol, Eichenberg, Councilman, Calmette). Nous avons eu l'occasion d'observer tout dernièrement dans le service de notre maître M. Chauffard, un cas d'abcès post-dysentérique où le pus, recueilli aseptiquement, s'est montré absolument stérile tant au point de vue des amibes que des bactéries.

Selon la présence de tel ou tel agent parasitaire ou leur absence totale, on a voulu expliquer la production des abcès du foie par l'embolie produite par ce parasite, par une infection secondaire ou bien par des toxines.

Le passage des amibes dans le foie ne doit pas nous étonner plus que le passage d'autres parasites de l'intestin, puisque la voie porte se trouve tout indiquée à ce transport et qu'elle peut charrier facilement ces divers parasites avec le sang qui lui est fourni par les vaisseaux de la muqueuse intestinale.

Or, nous avons vu qu'on a souvent trouvé (Koch, Harris) les amibes dans les vaisseaux. Councilman pense, il est vrai que l'infection du foie se fait directement par contiguïté, après péritonite adhésive. Il se base également dans cette hypothèse sur la localisation des abcès du foie de préférence au lobe droit et à la superficie de l'organe. Cette hypothèse nous paraît cependant tout à fait inadmissible étant donnée la rareté des péritonites, comparée à la fréquence des abcès, et la disposition des abcès multiples qui semblent toujours subordonnées à l'irrigation de la glande. Ces abcès multiples semblent en effet se produire aux points où aboutissent les plus fines ramifications vasculaires, arrivant ainsi jusque sous le faîte du foie. D'ailleurs n'a-t-on pas constaté la présence de foyers nécrotiques exactement aux points de ramification des vaisseaux porte (NASSE), dans un thrombus du tronc porte au point de sa jonction avec la veine cave inférieure (MARSHALL)? BUXTON qui a vu un abcès typique du foie, avec amibes, mais sans ulcérations dysentériques récentes ou anciennes de l'intestin, pense même que les amibes peuvent arriver dans le foie et y provoquer un abcès sans laisser des traces de leur passage dans l'intestin. Cette hypothèse nous paraît plausible puisque le cas est connu pour d'autres parasites (scolex par exemple).

MARCHOUX qui a étudié la dysenterie amibienne au Sénégal, a pu reproduire l'abcès du foie chez le chat, par injection de selles de dysentériques contenant des amibes. Ces dernières se retrouvaient, très mobiles dans des abcès provoqués. ROGERS qui récemment a fait une étude détaillée de cette question, étude basée sur un grand nombre d'observations dont 30 avec autopsie à l'appui dit que le plus souvent l'amibe est le seul parasite constant de ces abcès; parfois il faut la chercher, avec une curette, dans la paroi de l'abcès.

La présence des bactéries dans le pus hépatique n'a rien qui puisse nous étonner, étant donnée la richesse de la flore intestinale; il est naturel que les microbes de l'intestin passent dans le foie par le système porte avant, après ou en même temps que les amibes.

La grande majorité des auteurs qui parlent des abcès du foie constatent que le *contenu de ces abcès* est formé non pas de pus dans le sens propre du mot, mais par la liquéfaction, la fonte des produits nécrosés. HARRIS compare ces abcès à une masse caséeuse; il y a vu même des véritables abcès miliaires, très difficiles à diagnostiquer d'avec les abcès miliaires tuberculeux. LESAGE a constaté le même aspect caséeux dans les abcès provoqués par son coccobacille. Quelques-uns constatent l'analogie de la nécrose de coagulation du foie avec les lésions semblables de l'intestin. D'un autre côté MM. Chantemesse et Widal d'une part, Flexner d'autre part ont pu produire expérimentalement avec leurs bacilles des foyers de nécrose de coagulation dans le foie. Dans le cas où le contenu des abcès était réellement purulent, ce fait pouvait s'expliquer par l'infection secondaire par les microbes pyogènes vulgaires, présentant une certaine analogie avec les cholécystites suppurées dues à une infection secondaire.

Pour les abcès du foie comme pour la dysenterie elle-même, la question se pose de savoir par quel *mécanisme* se produit l'*abcès du foie*. Faut-il l'attribuer aux amibes et aux bactéries spéciales apportées dans le foie par la voie porte, et agissant directement sur place, soit par leur présence seule, soit par les toxines qu'ils y sécrètent? Ou bien les toxines amibiennes éventuelles ou bactériennes spécifiques sont-elles sécrétées dans l'intestin et arrivent-elles dans le foie par le torrent circulatoire qui les charrie? Les deux hypothèses nous paraissent également admissibles, mais dans les deux cas c'est la toxine nécrosante qui doit être incriminée, croyons-nous.

Tant que le foie est intact et si les produits nocifs (parasites ou toxines) ne sont pas en trop grande quantité, il peut rester suffisant à sa tâche et sortir vainqueur de la lutte. Mais dès que la cellule hépatique est plus ou moins sérieusement lésée dans ses fonctions, ou que les produits nocifs lui sont apportés en quantité de beaucoup supérieure à ses moyens, elle faillit et succombe dans la lutte qui devient au-dessus de ses forces. C'est ainsi qu'on peut expliquer la fréquence de beaucoup plus grande des abcès du foie dans les pays chauds. Nous y trouvons en effet un élément de prédisposition de premier ordre : *le foie tropical*, qui constitue un *locus minoris resistentiae* et sur lequel les parasites ou leurs toxines nécrosantes ont beaucoup plus de prise. La statistique de Warning parle aussi en faveur de cette hypothèse, car cet auteur constate la fréquence plus grande des abcès du foie chez les buveurs dont le foie est toujours plus ou moins lésé. De même encore Rogers note l'alcoolisme chez la moitié des dysentériques atteints d'abcès du foie.

Enfin la rareté des abcès du foie peut, chez les enfants, facilement s'expliquer par l'intégrité habituelle de cette glande à cet âge.

D'ailleurs les abcès du foie ne sont pas l'apanage exclusif de la dysenterie des pays chauds, pas plus que la dysenterie amibienne, puisque Potiénko en signale à Imann, Manner, à Vienne et que MM. Chantemesse et Widal, Flexner, Lesage, ont pu provoquer expérimentalement des foyers de nécrose de coagulation ou des foyers caséeux (Roger) dans le foie.

Si d'un côté les abcès amibiens et bactériens s'observent aussi bien dans les climats chauds que tempérés et froids, d'un autre côté on peut faire un rapprochement analogue entre les diverses dysenteries. On a pu voir en effet dans la partie historique de notre travail que la dysenterie amibienne est disséminée sur tous les points du globe, aussi bien dans les pays chauds, que dans les pays froids et tempérés, en passant par l'Italie, la Grèce, etc. Il en est de même de la dysenterie à bacille spécifique (Russie, Constantinople, Alger, Égypte, etc.). Même plus : les deux groupes de dysenterie peuvent se rencontrer dans le même pays, et parfois en même temps (Philippines, États-Unis, Allemagne, Russie).

Aussi le terme de « dysenterie tropicale », ne répond-il pas à la réalité des faits et serait à notre avis avantageusement remplacé par la dénomination de *dysenterie amibienne* ou *dysenterie bacillaire*, selon le cas, et cela quel que soit le point du globe où on l'observe.

Nous sommes ainsi amenée à aborder la partie la plus importante, du moins la plus brûlante à l'heure qu'il est, de ce chapitre, la dysenterie bacillaire spécifique.

Nous ne nous arrêterons pas longtemps à la discussion des

travaux de Besser. Klebs. Orth. Korn. Ogata. etc., qui pré-
tendent chacun avoir trouvé un bacille spécial de la dysenterie. En effet les expériences de Besser nous semblent entachées
de doute, la technique bactériologique étant à cette époque
(1884) à peine ébauchée. Klebs donne en somme très peu de
caractères des cultures qu'il a faites avec son bacille. De plus
il n'a jamais réussi dans ses expériences sur les animaux.

Grigoriev considère le bacille qu'il a isolé comme identique à celui de MM. Chantemesse et Widal. mais d'après
les caractères des cultures sur la pomme de terre. leur odeur
fétide dans le bouillon. leur impuissance de provoquer la dysenterie expérimentale il faut admettre qu'il avait affaire à un
colibacille vulgaire. Nous en dirons autant du bacille isolé
par Korn qui liquéfie la gélatine. modifie le lait d'une façon
qui rappelle celle des bacilles éberthiformes. ne produit pas
de résultats positifs chez les animaux. Le bacille à l'aide duquel
Ogata a obtenu des lésions ulcéreuses du gros intestin et des
hémorragies. liquéfie la gélatine et est *très mobile*. Nous reviendrons sur la nature de la découverte d'Ogata à propos
du travail de Rogar.

Les bacilles décrits par MM. Chantemesse et Widal. Celli.
Fiocca et Valenti. Shiga. Flexner. Weber et Duval.
Strong. Kruse. présentent beaucoup de caractères communs
et le plus grand nombre d'entre eux sont actuellement considérés comme absolument identiques.

Le bacille isolé par MM. Chantemesse et Widal. en 1888.
se distingue essentiellement par sa mobilité à peine perceptible.
son aspect ventru. ses extrémités arrondies. la non liquéfaction
de la gélatine. la formation de deux cercles concentriques
sur ce milieu quand la culture est vieille. l'aspect des cultures
sur la pomme de terre. culture sèche et peu abondante.
l'absence de formation d'indol. de dégagement de gaz sur
peptone-gélose glucosée. la non coloration par le Gram. Ce
qui confère à ce bacille les caractères d'un agent spécifique de
la dysenterie. c'est :

1° Son absence dans les selles et organes des sujets sains, fait sur lequel les auteurs insistent particulièrement ;

2° Sa présence constante dans les selles des dysentériques que ces auteurs ont eu l'occasion d'examiner, ainsi que dans les parois du gros intestin, les ganglions mésentériques, du malade dont ils ont pu faire précocement l'autopsie ;

3° Les résultats positifs des inoculations des cultures pures de ce bacille, soit par voie intra-intestinale, soit par voie buccale, soit enfin par injection sous-cutanée ou intrapéritonéale, reproduisant les lésions intestinales typiques avec épaississement de la paroi du côlon, et l'engorgement des ganglions mésentériques ;

4° La présence constante du même bacille dans toutes ces lésions expérimentales ;

5° La production dans le foie des animaux en expérience de foyers de nécrose de coagulation.

CELLI, en 1895-1896, a fait connaître les résultats de ces recherches faites en collaboration avec FIOCCA, résultats qui sont du plus haut intérêt.

Nous avons vu que ces auteurs ont eu l'occasion d'étudier la dysenterie aussi bien en Italie qu'en Égypte et ont trouvé dans les selles un colibacille à virulence exagérée en même temps qu'une variété éberthiforme, un streptocoque, et un proteus vulgaris; dès leur premier travail ils constatent la possibilité de produire la dysenterie par injection des selles après destruction préalable des amibes par la chaleur, donc, disent-ils, par les bacilles seuls qui se trouvent dans ces selles ou par leurs toxines. Mais, ce que nous avons dit des toxines amibiennes éventuelles ne nous permet pas de considérer l'assertion de ces auteurs comme probante à cette époque, car ils n'opéraient pas avec des toxines bactériennes pures, et n'éliminaient pas la possibilité de l'action des toxines amibiennes.

Le travail suivant de CELLI est à l'abri de ce reproche, car cette fois-ci il a pu isoler son bacille et la toxine de ce dernier, et reproduire à l'aide de celle-ci des lésions dysentériques typiques. Il ajoute toutefois cette hypothèse que c'est l'action concomitante du streptocoque et du proteus qui transforme le colibacille banal en une variété *bacterium colidysentericum*, variété surtout caractérisée par sa propriété d'élaborer une toxine capable de provoquer les lésions dysentériques. Il a isolé cette toxine en la précipitant des cultures par l'alcool et en la reprenant par l'eau. Les lésions que ces bacilles produisent ne sont donc pas celles d'une septicémie, mais d'une toxémie. Dans l'intestin ils produisent surtout la nécrose de la muqueuse, mais jamais celle de la sous-muqueuse ou de la musculeuse. Les abcès nécrotiques sont analogues aux abcès du foie des malades atteints de dysenterie.

Déjà à cette époque Celli émet l'hypothèse que son bacille est peut-être identique à celui de MM. Chantemesse et Widal.

Dans un travail ultérieur, l'auteur se débarrasse des microbes auxiliaires, car, dit-il, l'injection des toxines de ces microbes n'agissait que sur l'intestin grêle. Il arrive ainsi à opérer avec le *bacterium coli dysentericum* et ses toxines seuls.

Nous devons toutefois remarquer que, de l'avis même de l'auteur, son bacille colidysentérique ne se distinguait en rien morphologiquement du colibacille non dysentérique isolé par lui en même temps. La seule différence entre les deux microbes serait dans la localisation des lésions qu'ils produisent, le *b. coli dysentericum* n'agissant que sur le gros intestin tandis que le colibacille peut aussi agir sur l'intestin grêle.

La toxine du *b. coli dysentericum* a une action hypothermisante très énergique.

Dans un travail publié plus tard en collaboration avec Valenti, Celli fait encore un pas de plus en avant, puisqu'il a déjà pu étudier la spécificité du sérum. Il a également réussi dès cette époque à immuniser l'âne contre les toxines du bacille qu'il a isolé. Il identifie à ce moment son bacille à celui qui venait d'être découvert par Shiga une année plus tôt, c'est-à-dire en 1897-1898.

Il nous semble pourtant difficile d'admettre une identité absolue, étant donné que Celli donne parmi les caractères de son bacille la *fermentation du sucre*, faible, il est vrai, et la *coagulation du lait*, quoique aussi lente et faible. Enfin en 1902, CELLI ajoute encore un caractère distinctif de son bacille d'avec celui de SHIGA, puisqu'il nous dit à cette date que le sien possède des mouvements *très vifs*.

Quand SHIGA a commencé ses recherches sur le bacille de la dysenterie, il avait déjà à sa disposition un arsenal de moyens diagnostiques plus riche et une technique bactériologique plus perfectionnée. C'est ainsi qu'il a pu se servir dès ses premières recherches de la séroréaction qu'il fut le premier à appliquer dans la dysenterie (1), de la réaction des cultures dans le petit-lait tournesolé, etc.

La description du bacille donné par SHIGA dans une série successive de travaux rappelle en tous points celle donnée dix ans auparavant par MM. CHANTEMESSE et WIDAL, à laquelle il a seulement ajouté quelques caractères nouveaux, dus au perfectionnement de la technique bactériologique, tels que la manière de son bacille de se comporter vis-à-vis de différents sérums. Les caractères que SHIGA donne pour la culture sur pomme de terre, sur plaques de gélatine, dans le lait, dans les milieux sucrés, la mobilité très faible ou même nulle du bacille, la non formation d'indol sont absolument les mêmes qu'avaient vu MM. CHANTEMESSE et WIDAL. Ce n'est qu'en 1901 que SHIGA parle de la forme en feuille de vigne des colonies superficielles sur gélatine.

Les expériences de SHIGA faites avec son bacille n'ont pas abouti à des lésions dysentériques véritables, mais simplement à des hémorragies multiples de la muqueuse et à des selles muco-sanguinolentes. Malgré cela il n'est pas permis de douter de la spécificité de son bacille, étant donnée sa présence dans les parois de l'intestin et les ganglions mésentériques des

---

(1) Notons toutefois qu'en 1896 DURAN, en étudiant une épidémie de dysenterie à Londres, dit y avoir isolé un colibacille, mais ce dernier n'agglutinait pas par le sérum des dysentériques.

sujets autopsiés, leur absence dans les selles des sujets sains ou atteints d'une autre affection, la séroréaction positive et enfin, fait de la plus haute importance bactériologique et pratique, les résultats de la sérothérapie. Nous avons vu, en effet, qu'il a traité 510 dysentériques dont 212 par les moyens usuels et 298 par le sérum spécifique, et qu'il a obtenu par ce dernier procédé non seulement une diminution considérable de la durée de la maladie, mais même une diminution de la mortalité qui est tombée de moitié par rapport au chiffre de la mortalité ordinaire. Ce sont là des faits qui parlent éloquemment pour eux-mêmes.

En ce qui concerne le bacille de Flexner, tout au moins le type I, il présente les plus grandes analogies avec celui de Shiga. D'ailleurs, Flexner lui-même ainsi que ses collaborateurs, Strong, Vedder et Duval, constatent cette identité. Ils le considèrent, du reste, comme identique aussi à celui de Kruse (sur lequel nous aurons à revenir), avec une légère différence seulement des cultures sur pomme de terre (étendue plus ou moins des colonies). Cette opinion est également partagée par Shiga, mais non par Kruse. Rappelons que Flexner a pu étudier aux Philippines aussi bien la dysenterie bacillaire que la dysenterie amibienne et qu'il a aussi étudié la dysenterie bacillaire à Philadelphie. La parenté du bacille de la dysenterie du Japon, de Manille, de Porto-Rico et de l'Allemagne paraît à Flexner absolument indubitable, la séroréaction étant positive dans tous ces cas. L'identité de la dysenterie de l'Extrême-Orient et de la dysenterie du Nord (États-Unis, Allemagne) lui paraît donc ainsi démontrée.

Étant donnée la discussion qui s'est élevée sur la priorité de la découverte du bacille dysentérique entre MM. Chantemesse et Widal, Shiga et Kruse et où Kruse s'est montré très passionné dans sa polémique, nous lui consacrerons ici un peu plus de place. À tout seigneur tout honneur.

C'est à la fin de 1900 que Kruse parle pour la première

fois du bacille dysentérique, c'est-à-dire 12 ans après la découverte de MM. Chantemesse et Widal et trois ans après
la première communication de Shiga. Il signale déjà à ce
moment la forme des colonies *superficielles en feuilles de
vigne*, en culture sur gélatine, forme à laquelle il attache tant
d'importance. Pour le reste, sa description ne diffère en rien
ou presque en rien de celle que nous avons déjà donnée à propos des auteurs qui l'ont précédé dans cette voie. Malgré
l'échec de ses expériences sur les animaux, il considère à
juste raison son bacille comme spécifique de la dysenterie
allemande, étant donnée son agglutination par le sérum spécifique, et le cas de dysenterie du laboratoire qu'il a observé,
et qu'on peut considérer comme ayant la valeur d'une expérimentation sur l'homme. A l'autopsie des sujets ayant succombé à la dysenterie il a constaté dans la présence des
fausses membranes qu'il n'a jamais vues dans la dysenterie
amibienne d'Égypte.

En 1901, à l'occasion d'une épidémie dans un asile d'aliénés
et sur laquelle nous reviendrons, il accordait une certaine
parenté aux bacilles de Shiga et de Flexner avec le sien, sans
toutefois les considérer comme absolument identiques.

En 1902, Kruse a recueilli un plus grand nombre d'observations et ne fait que répéter ce qu'il a dit dans les articles
précédents. Ce n'est qu'en 1903 que Kruse parle de la sérothérapie qu'il a essayé sur 100 malades (chiffre trois fois
moindre que celui de Shiga) et qui a fait diminuer la mortalité
de 10-11 pour 100 à 8 pour 100 (au lieu de 50 pour 100
comme chez Shiga); de plus il ne faut pas oublier que la
mortalité due à la dysenterie est en général incomparablement
moindre en Allemagne qu'au Japon où elle se chiffre par
milliers ce qui rend les données de Shiga plus démonstratives.

Dans ce travail, Kruse insiste que son bacille ne sécrète pas
de toxines et qu'il faut chercher un sérum *bactéricide et non
pas antitoxique*. La substance qui agirait dans le sérum immunisateur serait pour Kruse une antilysine. Martini et Lentz
ne sont pas de cet avis et considèrent, au contraire (Celli)

que les bacilles de la dysenterie agissent surtout par les toxines très virulentes qu'ils sécrètent.

Kruse prétend avoir conduit ses recherches aussi bien sur le bacille de la dysenterie que sur la sérumthérapie de cette affection d'une façon tout à fait indépendante de celles de Shiga. C'est alors que la querelle sur la priorité commence à s'envenimer et nous entrons ici dans le vif de la polémique. Mais avant de l'aborder nous nous arrêterons un instant aux recherches de MM. Roger, Morell et Rieux et Lesage.

Roger a décrit deux bacilles de la dysenterie. L'un isolé des selles des malades aussi bien des pays chauds que du Finistère; l'autre provenant d'une épidémie que l'auteur désigne sous le nom d'entérite dysentériforme. Le premier de ces bacilles, en raison du développement des gaz, de l'odeur putride des cultures dans le bouillon ainsi que de la coagulation du lait, doit être considéré comme un colibacille, et s'éloigne complètement des caractères du vrai bacille dysentérique, tels que l'admettent MM. Chantemesse et Widal, Shiga, Flexner, Kruse et beaucoup d'autres. Par la coagulation du lait les bacilles de Roger s'approchent de celui de Celli avec lequel ils présentent encore cette analogie qu'ils sécrètent aussi une toxine hypothermisante. Nous avons dit plus haut que Celli voyait dans la production des toxines spécifiques, la seule différence entre le *Bacterium coli dysentericum* et le colibacille vulgaire.

Roger considère son bacille colidysentérique comme très analogue à celui d'Ogata dont il ne se distingue que par la non décoloration par le Gram. Le bacille d'Ogata est pathogène pour la souris, le cobaye et le chat, celui de Roger l'est également pour le chat, le cobaye et le lapin.

Étant données les lésions caractéristiques provoquées par son bacille ou les toxines et la séroréaction positive et rapide avec un sérum d'animaux très dilué (1 : 100), Roger conclut que ce colibacille dysentérique doit être considéré comme l'agent pathogène d'une forme de la dysenterie.

Morel et Rieux ont également observé au Finistère et à Alger le bacille décrit par Roger. La mobilité si prononcée de ce bacille jointe aux caractères décrits plus haut le différencie nettement de ceux de MM. Chantemesse et Widal, Shiga, Kruse, Flexner, etc. Par ses caractères morphologiques, le bacille observé par Morel et Rieux, ressemble beaucoup au bacille d'Eberth. Mais d'un autre côté par l'odeur fétide qu'il dégage et la fermentation du sucre qu'il produit, il se rapproche du colibacille vulgaire. Toutefois il s'en distingue nettement par la séroréaction. Les auteurs affirment même avoir obtenu un sérum spécifique à l'aide de ce bacille. Le bacille de l'entérite dysentériforme aurait surtout pour caractéristique de donner lieu à une forme très bénigne de la maladie. La différenciation entre le colibacille vulgaire et le bacille dysentérique peut aussi être faite à l'aide du procédé simple et élégant de MM. Lesage et Dongaer, procédé encore en cours de publication, et que M. Lesage a bien voulu nous communiquer verbalement. Dans leurs recherches très intéressantes sur l'application de l'étude de la résistance électrique aux phénomènes biologiques, ces auteurs ont constaté que grâce à cette réaction il est extrêmement facile de différencier le colibacille vulgaire du paracoli, ainsi que du bacille dysentérique. Si par exemple le lait normal présente une résistance électrique de 250 ohms, un tube de lait ensemencé avec du colibacille n'offrira plus au bout de 24 heures qu'une résistance de 200-180 ohms, par suite de la production d'acide lactique. Les paracoli qui tout en produisant de l'acide lactique n'en forment pas assez pour provoquer la coagulation du lait, font abaisser la résistance électrique à 220-210. Enfin avec le bacille dysentérique la résistance reste à son taux primitif (250 ohms).

Enfin, le dernier venu dans la famille de bacilles spéciaux de la dysenterie est le *coccobacille* de Lesage (1901). C'est une variété particulière du genre *Pasteurella*. Expérimentalement ce coccobacille a provoqué une diarrhée sanguinolente et un boursouflement de la muqueuse et des lésions intestinales prédominant sur le côlon, constatées à l'autopsie des animaux en expérience.

Le coccobacille se retrouve dans le sang et les viscères. LESAGE a pu en outre produire avec ce bacille des abcès caséeux du foie et isoler du pus de ces abcès le même coccobacille.

Les recherches de M. LESAGE sont encore en cours, mais d'après la communication verbale qu'il a bien voulu nous faire, il est arrivé à obtenir un sérum curatif de la plus haute valeur, ayant déjà fait ses preuves sur un grand nombre de malades. Appliqué à l'hôpital de Saint-Madrier, par M. LESAGE, il a permis de faire baisser la mortalité de 250 à 180, c'est-à-dire de 40 pour 100.

Les expériences de ROGER, de MOREUL et RIEUX et de LESAGE n'étant pas encore confirmées par d'autres expérimentateurs, il nous est difficile de nous prononcer à ce sujet. Mais d'ores et déjà il est impossible d'identifier le coccobacille avec le bacille de CHANTEMESSE et WIDAL, SHIGA, KRUSE, etc. Le bacille de Roger ne peut pas non plus être considéré comme identique à ces derniers, pour des raisons que nous avons invoquées plus haut.

Tous ces bacilles ayant provoqué des lésions dysentériques, plus ou moins caractéristiques et n'agglutinant chacun que par le sérum correspondant, nous sommes obligés d'admettre, du moins jusqu'à nouvel ordre, plusieurs bacilles pathogènes de la dysenterie. L'avenir nous montrera jusqu'à quel point chacun de ces micro-organismes gardera son individualité pathogène propre. Dans ce même groupe d'attente nous classerons aussi provisoirement la dysenterie due au Balantidium coli.

Pour terminer il ne nous reste plus à examiner que la question de la priorité de la découverte du bacille dysentérique.

Dans un article sur cette priorité (*Deutche med. Woch.*,

1903. n° 7). Shiga s'étonne que Kruse fait si peu de cas de son bacille, à lui, Shiga, et qu'il ne le cite que dans la dernière partie de ses articles. Le lecteur a ainsi l'impression que c'est Kruse qui a le premier découvert le bacille de la dysenterie. D'après Shiga, Kruse n'a fait que répéter ce qui a déjà été fait par le savant japonais. Le point nouveau principal des publications de Shiga en 1897-1898, était la séroréaction. Trois ans plus tard Kruse a suivi la même voie, a employé la même technique et Shiga s'étonne à juste raison que Kruse dit avoir conduit ses recherches d'une façon indépendante des siennes. Cette assertion doit étonner d'autant plus que l'article de Kruse, bactériologiste de métier, a été publié dans le même journal spécial le « Centralblatt f. Bakteriologie ». Cette prétention de Kruse à l'indépendance de sa découverte est d'autant plus étrange qu'en 1900, quelques mois avant sa découverte de « son bacille », cet auteur ne fait pas la moindre allusion à l'existence de la dysenterie bacillaire en Allemagne (Centr. f. allegem. Gesundheitspflege, 1900) et dit que l'étiologie de cette dysenterie est encore inconnue.

On trouve dans le même article, p. 213, le passage suivant : « Shiga de son côté décrit assez bien les bacilles caractéristiques dont il établit la spécificité par leur présence constante et par leur réaction avec le sérum des dysentériques. »

Shiga a pu établir à cette époque l'identité de la race bactérienne de Kruse avec la sienne, fait confirmé par la Commission médicale du Ministère de la Guerre de Prusse, en 1902. Kruse considère comme une « certaine ressemblance » de son bacille et de celui de Shiga (Deutsche Aerztezeitung, 1902, n° 2) les caractères communs suivants : la forme et la dimension identiques de ces deux races, leur décoloration par le Gram, l'absence des spores, de formation d'indol, de fermentation de gélose glucosée, la non-coagulation du lait, les cultures caractéristiques sur la pomme de terre.

Quant à la légère mobilité que Shiga a attribué à son bacille en 1898, on peut juger combien il est difficile de distinguer une légère mobilité de l'immobilité complète par le passage de Kruse lui-même, qui, dans l'article publié sur les Micro-organismes dans l'ouvrage de Flügge (vol. II, p. 338), dit presque textuellement :

« Il n'est pas toujours très facile, nous y insistons pour des raisons pratiques, de résoudre la question de la mobilité des bactéries » et plus loin, p. 361 : « ... on doit être prudent dans l'affirmation de ce caractère ».

En ce qui concerne la différence des colonies superficielles et profondes, la commission prussienne susnommée a trouvé les caractères des colonies décrites par Shiga dans une des races du bacille dysentérique de Doeberitz, et dans l'autre race les colonies superficielles en feuille de vigne décrites par Kruse. Kruse n'a donc que le seul mérite d'avoir suivi la voie déjà tracée par Shiga (sérumthérapie, agglutination, cultures, etc.) et d'avoir découvert le même bacille en Allemagne qu'avaient découvert MM. Chantemesse et Widal en France, Celli en Italie et en Égypte, Shiga au Japon, Flexner aux Philippines et aux États-Unis.

Kruse, tout en disant avoir eu une connaissance vague des travaux de Shiga, dit que ce dernier n'a pas été assez explicite sur la technique qu'il avait suivie. Non seulement Kruse tient au caractère indépendant de ses recherches en ce qui concerne la description du bacille lui-même, mais même lorsqu'il touche à la question de sérothérapie. Nous avons vu cependant que les 300 cas de sérothérapie de Shiga étaient publiés en 1901, alors que les 100 cas de Kruse leur étaient postérieurs. Kruse nous dit que la statistique de Shiga ne l'a nullement convaincu et que c'est seulement après avoir constaté *lui-même* le succès de cette méthode d'après *ses propres recherches* qu'il n'avait plus de raison de douter des résultats de Shiga. La prudence est certainement nécessaire dans les recherches scientifiques et l'on comprend parfaitement que Kruse ait fait momentanément abstraction des recherches de Shiga pour ne pas être sous l'influence d'une idée préconçue. Mais où l'on cesse de comprendre c'est quand Kruse croit

devoir persister dans cette élimination volontaire des travaux
de Shiga, et faire en même temps table rase des travaux de
MM. Chantemesse et Widal, Flexner, Celli, etc.

En effet dans un article tout récent sur l'historique de la
dysenterie épidémique, Kruse conclut que :

1° Le bacille de la dysenterie épidémique a été bien décrit
par lui pour la première fois, aussi *la priorité de cette découverte lui appartient-elle à lui*, Kruse. Il appelle « son » bacille,
bacillus dysentericus ;

2° Shiga a le mérite d'avoir découvert l'agent pathogène de
la dysenterie du Japon il y a quelques années, mais il l'a décrit
d'une façon si incomplète qu'il est impossible de l'identifier
avec celui de Kruse d'après cette description. Ce n'est que
plus tard qu'on a appris que ces deux formes bacillaires sont
voisines et peut-être même identiques ;

3° A côté de la forme principale de la dysenterie épidémique
il existe en Allemagne, d'après Kruse, une forme de dysenterie
à fausses membranes, avec épaississement des parois intestinales, provoquée probablement par le bacille pseudo-dysentérique. Nous avons vu en effet que Kruse a pu isoler des selles
dysentériques d'aliénés *six* espèces pseudo-dysentériques ;

4° Pour Kruse les bacilles soi-disant dysentériques décrits
par les auteurs français, italiens et américains n'ont rien à
voir avec son bacille de la dysenterie vraie. On ne peut encore
rien dire sur leur rôle pathogène en général, car leurs caractères ne sont pas encore bien différenciés (?).

Ces prétentions de Kruse venant après les explications de
Shiga (*Deutsche Medic. Woch.*, 1903), après les articles de
MM. Chantemesse et Widal (*Médecine moderne*, 1902 et
Deutsche Med. Woch., 1903) sont au moins étranges et on se
demande comment il peut affirmer sérieusement avoir été le
premier à découvrir le bacille de la dysenterie.

Dans l'article précité Kruse dit, à propos de sa discussion
avec Shiga que sa réponse ne peut être que « sarcastique ».
Nous croyons cependant que les rieurs ne sont pas du côté de
Kruse. Dans cet article, du reste plein d'esprit, mais très mor-

dant, il dit « que Shiga se trouvait encore dans les langes bactériologiques » quand lui, Kruse, a fait des recherches sur la dysenterie amibienne en Égypte. Rendons à César ce qui est à César : nous nous inclinons devant Kruse avec toute la déférence due à un savant éminent, mais il nous est impossible de laisser passer sous silence ce procédé de polémique qui n'est vraiment pas de mise dans les journaux scientifiques.

Ce qui est surtout plaisant, c'est que Kruse ne se contente pas seulement de considérer *son* bacille comme le seul, l'unique, le vrai bacille de la dysenterie, qu'il était seul capable de découvrir et de bien décrire, dans les épidémies dysentériques des provinces rhénanes, mais que tous les autres bacilles que Kruse lui-même a décrit dans les épidémies ou les cas sporadiques de dysenterie des asiles d'aliénés, ne sont non plus que des vulgaires *pseudo-dysentériques*. Alors autant de malades dysentériques, autant de bacilles différents ? Sur quoi se baser pour distinguer un bacille dysentérique vrai d'un pseudo-dysentérique, si les deux provoquent des symptômes et des lésions identiques, et présentent des caractères culturaux semblables ne se distinguant que par des différences minimes au point de vue de la séroréaction ? Les 100 cas de Kruse deviennent d'importance bien secondaire en présence des 300 cas de Shiga et nous ne voyons pas de raison pourquoi dans ces conditions le bacille de Shiga ne serait pas, lui, le véritable bacille de la dysenterie et celui de Kruse un bacille pseudo-dysentérique ?

L'identité des bacilles de Flexner, Shiga, Kruse, Strong a été constaté par un grand nombre d'auteurs sans parler de ceux qui faisaient partie de la commission du Ministère de la guerre de la Prusse qui avaient surtout à se prononcer sur l'épidémie observée à Doeberitz. Du reste Kruse finit bien par reconnaître que son bacille ne se distingue de celui de Shiga que par des caractères tout à fait secondaires, pouvant du reste tenir aux conditions de milieu.

Si les recherches de Shiga trouvent un appui sérieux dans

les données de la séroréaction, celles de Chantemesse et Widal en trouvent un non moins important dans le fait d'avoir reproduit par l'injection de la culture pure, des lésions dysentériques. D'après la note publiée par MM. Chantemesse et Widal dans le *Deut. med. Woch.*, en réponse aux prétentions de Kruse et au sujet d'une revendication de priorité pour la découverte du bacille de la dysenterie épidémique ainsi qu'il résulte du travail très intéressant de MM. Vaillard et Dopter, non encore publié au moment où nous écrivons ces lignes, mais dont les auteurs ont eu l'extrême obligeance de nous permettre de prendre connaissance, il résulte que tout récemment au cours d'une épidémie observée dans la garnison de Vincennes, MM. Vaillard et Dopter ont isolé le même bacille, en tous points identiques à celui de MM. Chantemesse et Widal, agglutinant lui aussi nettement par le sérum des dysentériques. Il faut dire que ces auteurs ont eu entre les mains des échantillons des bacilles de Shiga, de Kruse, de Strong, de Pecul : ils ont donc pu ainsi comparer directement tous ces bacilles à celui qu'ils ont isolé et qu'ils considèrent comme absolument identique au bacille de MM. Chantemesse et Widal. Ils ont constaté l'identité parfaite de tous ces bacilles tant au point de vue de leurs caractères biologiques et morphologiques et des caractères de leurs cultures qu'au point de vue des lésions qu'ils provoquent. En injectant sous la peau les cultures mortes ou les *toxines*, ils ont en effet provoqué chez le jeune chien, chez le lapin et le porc des lésions exactement localisées à la musculeuse du gros intestin et rappelant en tous points histologiquement, ainsi que par la symptomatologie qui les traduisait cliniquement, les lésions et les symptômes de la dysenterie humaine : il était impossible de faire une différence quelconque entre les deux ordres de lésions. Les bacilles ne se retrouvaient que dans la muqueuse intestinale et les ganglions mésentériques. Cette dysenterie expérimentale a été absolument la même, quelle que fut la race des bacilles sus-énumérés qu'on avait employée. Il en était encore de même pour la séroréaction. *Il est donc impossible de donner une preuve plus péremptoire de l'identité de tous ces bacilles.* Ces recherches prouvent en outre que le bacille dysentérique provoque toujours une *toxémie* et non une septicémie.

Nous dirons donc pour nous résumer que ce sont MM. Chantemesse et Widal qui ont été les premiers à décrire, à caractériser et à spécifier le bacille de la dysenterie, que le microbe étudié ensuite par Celli et Fiocca a été considéré, à tort comme celui de Chantemesse et Widal, que Shiga a appliqué le premier à l'étude du bacille de la dysenterie, la séroréaction et l'épreuve de la sérothérapie, et que Kruse a été le premier en Allemagne à étudier le même bacille et à en donner les caractères très complètement.

Ajoutons toutefois que si la question de l'identité de toutes ces races bactériennes semble très simple en apparence il n'en est pas de même lorsqu'on essaie de la résoudre par la séroréaction. On trouve en effet dans le travail de Shiga que la race originelle de Shiga est absolument identique à la race de Kruse avec des différences insignifiantes en ce qui concerne les récepteurs. D'autre part Martini et Lentz, en se servant également de la séroréaction, ont trouvé que le Flexner I, le Flexner-Manille et le Strong considérés par les auteurs qui les ont décrits comme identiques au Shiga, au Kruse et au Flexner de New-Haven, s'en distinguent au contraire à tel point qu'on peut les considérer comme des bacilles pseudo-dysentériques, groupe dans lequel Martini et Lentz font rentrer les bacilles trouvés par Kruse chez les aliénés dysentériques. En d'autres termes les bacilles de ces diverses races tout en présentant des caractères à peu près identiques au point de vue morphologique et cultural deviennent un peu différents lorsqu'il s'agit de la séroréaction (récepteurs, compléments, proagglutinoïdes, etc.).

Rappelons ici puisque nous parlons du sérum qu'il ne faut pas dans un but de diagnostic bactériologique différentiel se servir du sérum des dysentériques convalescents, car pour pouvoir juger de l'identité de différentes races bactériennes il faut avoir un sérum très actif agglutinant au moins à 1 300.

TABLEAU COMPARÉ DES CARACTÈRES DISTINCTIFS DES BACILLES DYSENTÉRIQUES DONNÉS PAR DIVERS AUTEURS

BACILLES DE	CHANTEMESSE ET WIDAL	KORN	OGATA	CELLI	SHIGA	FLEXNER	KRUSE	ROGER	LESAGE
Dimensions	1-3 μ.	»	Court.	»	Court.	Comme le coli-bacille.	Épais.	3-4 μ.	1-2 μ.
Forme	Ventru	Bâtonnet court.	Bacille fin.	»	Bâtonnet.	Bâtonnet mince	Ventru	Fusiforme.	Coccobacille.
Mobilité	Très faible.	Légère	Très mobile.	Existe	Très faible.	Modérée.	Immobile	Mobile.	Mobilité légère
Cils	»	»	»	»	»	Existent	»	»	»
Plaque de gélatine	Non liquéfiée; tache claire; plus tard deux cercles concentr	Liquéfiée; colonies identiques à la surface et dans profondeur	Liquéfiée.	»	Pas liquéfiée; colonies superficielles en feuille de vigne sur gélatine à 10 o/o.	Pas liquéfiée.	Pas liquéfiée; colonies superficielles en feuille de vigne.	Non liquéfiée mais avec bulles de gaz	Non liquéfiée.
Pomme de terre	Jaunâtre, sèche, peu abond.	Enduit épais jaune brun	»	»	Enduit peu apparent sec blanc, puis brun.	Culture saillante jaunâtre.	Jaunâtre.	»	Nulle.
Formation d'indol.	Point	»	»	»	Nulle	Parfois	»	Odeur putride dans bouillon.	Nulle.
Réaction de Gram	Négative	Négative.	Positive	»	Négative.	Négative.	Négative.	Négative	Négative.
Lait	»	Séparé en deux couches	»	Coagulation faible et tardive.	Pas coagulé.	Pas coagulé.	Pas coagulé.	Coagulé.	Non coagulé.
Peptone gélosée glucosée	Pas de gaz	Pas de gaz.	»	Peu de gaz.	Pas fermentée.	Fermentation très légère dans la glucose.	Pas de gaz	Fermentation.	»
Spores	Point.	Point	»	»	Point	»	»	»	Point.
Expérimentation.	Positive	Négative	Positive.	Lésions particulières.	Nulle, mais agglutination positive.	Positive; agglutine.	Négative, mais agglutine	Positive, agglutine.	Positive, agglutine.
	Toxine (Vaillard et Dopter).	»	»	Toxines.	»	»	Pas de toxines.	Toxines.	»

RÉSUMÉ

De l'exposé que nous avons fait sur les dysenteries se dégagent les conclusions suivantes.

Il n'y a pas *une dysenterie*, mais *des dysenteries* suivant l'agent pathogène qui la provoque.

En l'état actuel de la science deux formes tout au moins peuvent déjà être considérées comme nettement différenciées. L'une est la *dysenterie à amibes*, l'autre la *dysenterie à bacille spécifique*.

I. La dysenterie amibienne est caractérisée:

a Cliniquement par son évolution lente, avec tendance à la chronicité, se compliquant très fréquemment d'abcès du foie, surtout dans les pays chauds, la mortalité relativement moindre ou tout au moins à échéance beaucoup plus longue; elle peut être sporadique, quelquefois épidémique, mais est surtout endémique.

b Anatomiquement elle se distingue par l'épaississement des parois du gros intestin, avec boursouflement surtout de la sous-muqueuse, la formation des ulcérations cratériformes à bords creusés, décollés, débutant dans la sous-muqueuse (pour l'immense majorité des auteurs), pour s'étendre de là d'une part vers la muqueuse et d'autre part vers la musculeuse, gagnant même parfois la sous-séreuse et la séreuse. Ces lésions sont caractérisées surtout par la nécrose de coagulation qu'on trouve aussi bien dans les ulcérations intestinales que dans la lésion hépatique. S'il y a suppuration véritable, elle est due à l'infection secondaire par les microbes pyogènes vulgaires.

c Étiologiquement elle est provoquée par les amibes dysentériques, *amoeba coli Loesch, ou felis, amoeba intestinalis* de R. Blanchard *ou Amoeba dysenteriae*, pathogène pour le chat et pour l'homme, l'*amoeba coli mitis* de Quincke et Roos, pathogène pour l'homme et non pour le chat, ne produisant qu'une entérite amibienne. Ces amibes se trouvent dans les selles, dans les parois et ulcérations intestinales et les abcès du foie. La différence de dimensions des amibes ne doit pas être prise en considération au point de vue de leur pouvoir pathogène dans la dysenterie. Le sang des malades atteints de dysenterie amibienne n'agglutine pas le bacille dysentérique.

d Expérimentalement on peut démontrer l'action pathogène de l'amibe dysentérique, en injectant au chat des selles fraîches contenant des amibes, ou le pus des abcès du foie ne contenant que des amibes. Le chat semble être l'animal sensible par excellence à la dysenterie amibienne comme l'est le cobaye pour la tuberculose. On doit s'assurer toujours, par un examen préalable des selles des chats, qu'elles ne contiennent pas d'amibes, le chat prenant très souvent la dysenterie spontanément. Il est impossible de dire à l'état actuel de la science si les amibes agissent par leur présence ou seulement par les toxines éventuelles qu'elles sécrètent. La question ne pourra être résolue que lorsqu'on possédera un moyen sûr de cultiver les amibes, permettant de les isoler à l'état pur. Jusque-là il est impossible de rejeter tout à fait l'hypothèse d'une symbiose possible des amibes avec des bactéries vulgaires de l'intestin qu'elles véhiculent souvent.

Le rôle salutaire des amibes comme agents destructeurs des bactéries est tout à fait invraisemblable. Il en est de même de l'action mécanique de ces parasites admise par Loesch, Massioutine et quelques autres.

e Voici comment on cherche les amibes dysentériques dans les selles :

Les amibes perdant très rapidement leur mobilité et devenant alors méconnaissables, elles doivent être recherchées dans les selles fraîches, encore chaudes et recueillies dans un vase chauffé autant que faire se peut. À cet effet on choisira les parties muco-sanguinolentes ou muqueuses des déjections dysentériques.

Préparation de selles fraîches : Le mieux est d'examiner les préparations en goutte pendante, en couche assez mince pour éviter toute compression et toute dessiccation car ce parasite est très sensible. On peut interposer entre les deux lames porte et couvre-objets de petits fragments de cire ; on peut diminuer l'épaisseur de la préparation suivant les besoins, en faisant fondre l'un ou l'autre fragment de cire à l'aide d'une aiguille chauffée, et rapprocher ainsi en ce point les deux lames de verre.

Pour chercher les amibes dans les selles solides (JUERGENS) il faut les délayer dans du sérum physiologique et éviter en général les milieux acides.

Préparation de pièces à conserver : une gouttelette de liquide contenant des amibes est étendue en couche très mince et arrosée très rapidement et sans être séchée, d'abord d'un liquide conservateur : acide chromo-osmique, sublimé, etc. Les préparations sont ensuite traitées comme des coupes en série.

Coloration des pièces : après durcissement, comme il vient d'être dit, on colorera de préférence à la thionine, au bleu de toluidine, à la safranine, à la fuchsine phéniquée glycérinée de CZAPLEWSKY ou de ZIEHL.

II. *La dysenterie à bacille spécifique* est une maladie essentiellement épidémique et éminemment contagieuse elle se rencontre, comme la dysenterie amibienne, dans tous les climats et est souvent plus meurtrière que le choléra et la peste. Elle se caractérise :

a *Cliniquement* par son évolution rapide, par la grande rareté d'abcès du foie, même dans les pays chauds.

b *Anatomiquement* elle est caractérisée par un épaississement de la paroi intestinale avec production de fausses membranes, un processus ulcératif commençant toujours à la surface de la muqueuse du côlon, se propageant graduellement vers la profondeur et aboutissant à des ulcérations le plus souvent superficielles, mais parfois aussi profondes. Ces ulcérations se distinguent surtout par leur forme irrégulière, leurs bords ni creusés, ni décollés, mais dentelés, leur base indurée. Si les follicules sont pris, c'est toujours secondairement, la muqueuse étant atteinte primitivement. Les ganglions mésentériques sont engorgés.

A la division anatomo-pathologique des formes de la dysentérie en ulcéreuse et grangreneuse il serait beaucoup plus rationnel de substituer une division basée sur la marche du processus anatomique en rapport avec l'agent qui le produit (amibes ou bacilles dysentériques).

c Étiologiquement et pathogéniquement cette dysenterie est provoquée par la prolifération excessive dans l'intestin d'un bacille spécial, *bacille dysentérique,* décrit d'abord par MM. CHANTEMESSE et WIDAL, étudié ensuite par SHIGA, FLEXNER et KRUSE. Ce bacille est agglutiné par le sang des convalescents dysentériques, mais surtout par du sérum immunisateur très actif. Le micro-organisme en question se retrouve dans le contenu et les parois intestinales, les ganglions mésentériques.

d Expérimentalement l'injection intra-intestinale buccale, sous-cutanée ou intrapéritonéale des cultures pures de ces bacilles provoque chez les animaux en expériences des lésions intestinales typiques, l'engorgement des ganglions mésentériques, et parfois des foyers de nécrose de coagulation dans le foie.

e Pour rechercher *dans les garde-robes et dans l'eau potable le bacille découvert par* MM. CHANTEMESSE-WIDAL *bacille dysentérique,* ces auteurs recommandent la technique suivante :

La recherche du bacille dysentérique de CHANTEMESSE-WIDAL dépend avant tout d'une connaissance parfaite des propriétés morphologiques et biologiques de ce microbe et d'une technique appropriée. Les propriétés du microbe sont en résumé : sa petite taille, ses extrémités arrondies, sa presque immobilité, ses caractères de culture abondante dans l'eau peptonée où il ne dégage pas de mauvaise odeur, et ne forme pas d'indol ; il ne fait pas fermenter le glucose ni surtout le lactose ; il est agglutiné par un sérum spécifique à des doses minima, lesquelles doses n'agglutinent en aucune façon ni le bacille typhique, ni aucun des nombreux microbes du groupe colibacille. Enfin ce bacille inoculé aux animaux de laboratoire, provoque à la condition d'être suffisamment virulent, des lésions typiques de dysenterie et il les provoque également par sa toxine soluble extraite du microbe.

Ces caractères étant connus, on peut, avec quelque habitude, trouver facilement ce bacille dans les milieux qui le renferment, matières fécales et eau potable.

1° *Matières fécales*. Celles-ci doivent être examinées aussi fraîches que possible, car le bacille spécifique disparaît au bout d'un certain temps dans les garde-robes conservées. Dans les selles fraîches il faut surtout examiner les petits lambeaux grisâtres qui donnent aux selles l'aspect dit frai de grenouille. Un peu de matière est délayée dans de l'eau stérile où les lambeaux deviennent très visibles. On peut encore, pour recueillir les matières suspectes, se servir d'une instrumentation analogue à celle qui est utilisée pour prendre des cultures de germes diphtériques. Dans un gros tube bouché à l'ouate on plonge un gros fil de fer terminé par un petit tampon d'ouate ficelé. Le tout, après avoir été soumis au four à flamber, peut être expédié. Le médecin qui le reçoit peut introduire avec précaution dans l'ampoule rectale du malade l'extrémité de la tige de fer garnie de ouate et pratiquer une sorte de ramonage de cette ampoule. Après quoi le tube et sa tige sont expédiés à un laboratoire où se fera l'examen. Le coton souillé sera versé dans l'eau peptonée, laissé à l'étuve pendant 7 ou 8 heures et le milieu de culture deviendra un bouillon où l'on cherchera facilement le microbe spécifique.

Avec le lambeau de matière fécale ou avec la culture impure dont nous venons de parler on fait des ensemencements et des dilutions successives dans des tubes de gélose fondue, gélose ordinaire de laboratoire additionnée de 2 pour 100 de lactose et d'une quantité de teinture de tournesol sensible (environ un centimètre cube de teinture par tube) (gélose de Wurtz).

La gélose versée dans des plaques de Petri à la façon ordinaire et mise à l'étuve, laisse se développer des colonies qui, les unes (colibacilles ordinaires), sont roses parce qu'elles ont fait fermenter la lactose et les autres, en particulier le bacille dysentérique, restent bleues. Il est à remarquer que le bacille de Chantemesse-Widal pousse plus lentement que le colibacille. Au bout de 24 heures, on prend avec un fil de platine les colonies bleues qui sont toujours petites, peu épaisses, transparentes quand elles appartiennent au bacille dysentérique. On les ensemence dans un bouillon qui permettra de faire l'épreuve décisive par la séro-réaction.

M. Chantemesse a recommandé une méthode de recherche très précieuse qui s'applique respectivement à la fièvre typhoïde, au choléra, à la dysenterie et qu'il a nommée le gélo-diagnostic. Cette méthode consiste à provoquer *avant l'analyse* la multiplication des germes spécifiques dans la matière soumise à l'analyse et ensuite à séparer de la masse les germes spécifiques, en les agglutinant sous l'influence d'un sérum, en les agglomérant en petites masses qui seront plus capables de frapper les yeux que des germes isolés. Pour cela on ensemence un tube d'eau peptonée avec la matière qui est soupçonnée contenir le germe en question et on le porte à l'étuve à 37° pendant 7 ou 8 heures.

Au bout de ce temps la culture est filtrée à travers un papier filtre ordinaire pour arrêter les grumeaux ou pseudo-agglutinations qui se seraient formées. Dans le liquide filtré on verse quelques gouttes de sérum agglutinant (sérum anti-typhique ou antidysentérique); au bout d'un quart d'heure on porte au centrifugeur et on centrifuge pendant une minute. Le tube retiré laisse voir au fond un petit amas formé principalement de petites touffes d'agglutination.

On décante le liquide en ne conservant au fond du tube conique que les petits amas. Ceux-ci sont alors délayés dans

2 ou 3 gouttes de bouillon et jetés sur un filtre de papier posé à plat sur une table.

Les petits grumeaux sont retenus à la surface de ce filtre : on les recueille en appliquant fermement sur le filtre une surface plane stérile, celle par exemple d'un bouchon de verre. La surface de ce bouchon est alors essuyée en divers points sur la surface d'une boîte de Petri qui a été préalablement recouverte d'une couche solidifiée de gélose lactosée, tournesolée et additionnée de deux gouttes d'une solution aqueuse à 3 pour 100 d'acide phénique. Les plaques de Petri sont laissées à l'étuve pendant 18 à 24 heures, et au bout de ce temps l'examen de l'observateur se porte uniquement sur les petites colonies bleues qui subissent alors, pour assurer le diagnostic, l'épreuve du microscope et de la séroréaction.

2° *Eau potable.* — Un litre d'eau potable dans laquelle on recherche la présence du bacille dysentérique est additionné de trente grammes de peptone Defresne. On laisse à l'étuve pendant 20 heures, on filtre et ensuite on ajoute du sérum agglutinant et on opère comme dans le cas de l'analyse des matières fécales.

On peut également recourir, pour l'isolement du bacille dysentérique, au milieu récemment recommandé par Drigalski et Conradi.

Le microbe isolé par Celli doit être considéré, provisoirement du moins, comme une variété très proche, mais cependant distincte, principalement à cause de sa propriété de coaguler du lait.

La toxine isolée par Celli de son *bacterium coli dysentericum* est comme celle de M. Roger hypothermisante au plus haut degré et provoque des lésions d'apparence dysentérique.

Les recherches de Martini et Lentz, Vaillard et Dopter semblent prouver, contrairement aux assertions de Shiga et Kruse, que les bacilles de la dysenterie agissent bien par leur toxine et que le sérum curatif doit contenir non pas une substance bactéricide, mais bien une substance antitoxique.

D'autre part. d'accord avec Shiga. ces auteurs admettent que les différents bacilles de la dysenterie tout en étant très identiques morphologiquement et par leurs cultures, se comportent cependant d'une façon un peu différente quant à la séroréaction.

Il n'est pas impossible que les bacilles de la dysenterie puissent présenter quelques légères modifications de race, comme le fait s'observe pour diverses races du vibrion cholérique.

Nous admettons donc :

1° Un premier type de dysenterie (amibienne).

2° Un second type bacillaire.

III. En dehors de ces deux groupes de dysenterie nettement définis, nous rangeons dans un troisième groupe, groupe d'attente :

1° La dysenterie à Balantidium coli.

2° Les dysenteries dues aux bacilles d'Ogata. de Roger. le cocco-bacille de Lesage ainsi que tous les bacilles dits pseudo-dysentériques. Les recherches ultérieures démontreront si ces derniers microbes possèdent vraiment une spécificité autonome. Les résultats de la sérothérapie obtenus par M. Lesage semblent plaider en faveur de la spécificité de son coccobacille.

IV. Quant à la dysenterie à microbes d'origine banale, elle ne nous semble pas probable.

V. On a objecté que le bacille dysentérique ne serait autre chose qu'une variété de colibacille à propriétés spéciales. Mais puisqu'il a d'une part ses caractères qui le différencient nettement du coli banal et lui créent une physionomie spéciale. et que d'autre part il a acquis la faculté de provoquer toujours des lésions semblables dans les conditions identiques : et qu'enfin on ne le trouve jamais avec tous ces caractères dans les selles des sujets sains. tout nous autorise pleinement à le considérer comme le bacille spécifique de la dysenterie. Du reste n'avons-nous pas assisté aux discussions à tout point semblables à propos du bacille d'Eberth? Et cependant cela n'a pas empêché au bacille de la fièvre typhoïde de garder son autonomie.

BIBLIOGRAPHIE

Il nous a été, bien entendu, impossible de consulter tous les 260 travaux dont vient la liste, mais nous avons bien pris connaissance de la plus grande partie d'entre eux. Nous avons néanmoins cru devoir citer ici même ceux que nous n'avons pas pu consulter, afin de rendre service à ceux qui auraient à s'occuper de cette question.

ADAMIDI. — Causes et traitement des abcès du foie en Égypte. *XIIIe Congrès international de médecine de Paris*, 1900.

AFANASSIEV. — Balantidii. *Real. Encyclopedia meditz. naouk.* Saint-Pétersbourg, 1891, t. I.

AMBERG (Samuel). — A contribution to the study of amoebic dysentery in children. *Bul. o the J. Hop. Hosp.*, 1901, vol. XII.

ARNAUD. — Recherches sur l'étiologie de la dysenterie aiguë des pays chauds. *Annales de l'Inst. Pasteur*, 1894, n° 7, p. 495.

ASCHER. — Studien zur Aetiologie der Ruhr und zur Darmflora. *Deutsche med. Woch.*, 1899, n° 4, p. 56.

BABÈS et ZIGURA. — Étude sur l'entéro-hépatite suppurée endémique. *Annales de l'Institut de pathol. et de bactériol. de Bucarest*, 1895, p. 211; et *Archives de méd. expér.*, 1894.

BABÈS. — *Wiener med. Presse*, 1887, p. 351.

BASCH. — Anatomische und klinische Untersuchungen über Dysenterie. *Virchow's Archiv*, Bd XLV, 1869, p. 304.

BAUMGARTEN. — Die pathologische Mykologie, 1890, Bd II, p. 938.

BEIJERINCK. — Kulturversuche mit Amoeben auf festem Substrate. *Centralbl. f. Bact.*, 1896, Bd XIX, p. 257.

BEHLA (R.). — Die Amoeben insbesondere vom parasitaeren und kulturellen Standpunkt. Berlin, 1898.

Bérenger-Féraud. — Traité de la dysenterie. Paris, 1883.

Bergonié. — Sérothérapie dans la dysenterie. *Ann. d'igiene sperim.*, vol. IX, 4.

Berndt. — Protozoen in einem Leberabscess. *Deutsche Zeitsch. f. Chir.*, 1894, Bd XL, H. 1-2, p. 163.

Bertrand et Bauchet. — Nouvelle étude bactériologique des selles dans la dysenterie nostras épidémique. *Gazette hebd. de méd. et de chir.*, 1893, p. 474 et 1894, p. 176.

Bertrand et Fontan. — Traité médico-chirurgical de l'hépatite suppurée des pays chauds. Paris, 1895, p. 252.

Bertrand. — Contribution à la pathogénie de la dysenterie, microbes et toxines de l'intestin dysentérique. *Revue de médecine*, 1897, p. 477.

— Mécanisme de l'infection intestinale dans la dysenterie. *Revue de médecine*, 10 juillet 1902, n° 7.

Besser. — Experimentaler Beitrag zur Kenntniss der Ruhr. *Thèse de Dorpat*, 1884.

Blanchard (R.). — Traité de zoologie médicale, 1889, t. I.

Parasites animaux. Traité de pathologie générale, t. II, p. 654.

Bochefontaine. — *Archives de physiol. norm. et pathol.*, 1886.

Boas. — Ueber Amoeben-Enteritis. *Deutsche med. Woch.*, 1896, n° 14.

Boinet. — Contribution au diagnostic des abcès dysentériques latents du foie. *Marseille médical*, 1901, n°° 5 et 6.

Bonchardat. — De l'entérite amibienne. *Semaine méd.*, 1896, n° 11.

Bornträger. — *Zeitschr. f. Hygiene*, Bd XXVII, s. 375.

Bowman. — Dysenterie in the Philippines. *Journ. of trop. med.*, vol. IV, 1901, n° 24, p. 420.

Brannan. — A case of recurrent amoebic dysentery with successive large hepatic abcesses. *The New-York med. Journal*, 25 mars 1893.

Braun. — Bericht über thierische Parasiten. *Centralbl. f. Bacter.*, 1893, Bd XIII.

— Die thierischen Parasiten des Menschen, 1895, p. 43.

Brudzinski. — *Gazeta lekarska*, 4 novembre 1899.

Buxton. — Abcès amibiens multiples du foie sans dysenterie. *Proceedings of the Pathological Society of Philadelphia*, 1er janvier 1899.

Camin. — Ueber Protozoen im kindlichen Stuhl. *Deutsche med. Woch.*, 1891, n° 27, p. 853.

Calandruccio. — Animali parasiti dell' uomo in Sicilia. *Atti dell' Academia Gioenia*, 1890, v. II, série IV.

Calmette. — Étude expérimentale de la dysenterie. *Arch. de méd. nav.*, 1893.

Carrigan. — A contribution to the study of the pathogenesis of the B.

— 149 —

pyocyaneus with special reference to its relation to an epidemic dysentery. *Journ. of exper. med.*, VIII, 1898, n° 6.

CASAGRANDI et BARBAGALLO-RAPISARDI. — Sull' amoeba coli Loesch, ricerche biologiche et cliniche. *Acad. Gioenia di scienze naturali de Catania.* Seduta del 27, I. Catan., 1895, u. Seduta del 24, XI, 1895, p. 13.

CELLI. — *Congrès d'hygiène de Budapest.* 1894.

CELLI et FIOCCA. — Contributo de conoscenze sulla vita delle amebe. *Riforma medica.* 1894, 4, p. 435.

— Ueber. Aetiologie der Dysenterie. *Centralbl. für Bakteriol.*, 1895, XVII, n°° 9 et 10, p. 309; *Riforma med.*, 1894, n°° 37 et 68, p. 806; *Centralbl.*, 1894, XV-XVI, p. 329, 470.

CELLI et FIOCCA. — Intorno alla biologia delle amebe. *Bul. del. R. Acad. medica di Roma.* 1894-1895; *Annale dell' Instituto d'igiene de Roma*, 1895; *An. d'igiene sperim.*, vol. VI, 1896, t. II, p. 203; *Centralbl.*, 1896, Bd XIX, p. 537.

CELLI et VALENTI. — Nochmals über die Etiologie der Dysenterie. *Centralbl. f. Bact.*, 1899, Bd. XXV, p. 481.

CELLI. — Zur Etiologie der Dysenterie. *Leyden's Festschrift.* 1902.

CHALTIN. — *Centralbl. f. in med.*, 1894, 11 Aug.

CHANTEMESSE et WIDAL. — Sur le microbe de la dysenterie épidémique. *Bull. de l'Acad. de méd.*, 1888, p. 522. et *La Semaine médicale.* 18 avril 1888. Ueber der Prioritaet der Entdeckung des Ruhrbacillus. *Deutsche med. Woch.*, 1903, n° 12, p. 204.

CIECHANOWSKI (Stanislas) et NOWAK (Julian). — Zur Aetiologie der Dysenterie. *Centralbl. f. Bacter.*, 1898, n° 23, p. 445 et 493.

COLIN. — Traité des maladies épidémiques. 1879. *Dictionn. des Sciences méd.*, XXXI, art. Dysenterie.

CONDORELLI-MANGIERI et ARADOS. — *Rivista inter. di med. et chir.*, 1885, in *Deutsche med. Woch.*, 1886, p. 906.

CONRADI. — Ueber loesliche durch aseptische Autolyse erhaltene Giftstoffe von Ruhr-und Typhusbazillen. *Deutsche med. Woch.*, 1903, n° 2, p. 26.

CORNIL et BABES. — Les bactéries, t. II, p. 138.

COUNCILMAN and LAFLEUR. — Amoebic Dysentery. *The John Hopkins Hospital Reports.* 1891, p. 395.

COUNCILMAN. — Dysenterie. *Tr. Ass. Am. Physicians Philad.*, 1892, VII. 113. *John Hopkins Hospital Bul.*, 1892, 13.

COURRIER et LOIR. — *Acad. de méd.*, 1895.

CRAIG. — Observations upon the amoebae coli and their staining reaction. *Med. News*, 1901, March, 16.

CRAMER. — Neuere Arbeiten über Tropenruhr oder Amoebendysenterie. *Centralbl. f. allg. Path.*, 1896, Bd VII, p. 138.

CUNNINGHAM and LEWIS. — Sixth annual report of the sanitary commissioner with the Government of India, 1870. *Sanitary report on cholera to the governor of India*, 1870.

CUNNINGHAM and LEWIS. — On the development of certain microscopic organisms occurring in the intestinal canal. *Quarterly Journal of microscop. science*, 1881, p. 534.

CURNOW. — Hepatic abscess followed by amoebic dysentery, operation, recovery. *Lancet*, 1895, p. 1109.

CURRY. — Dysenteric diseases of the Philippine islands wits special reference to the Amoeba coli as a causative agent in tropical dysentery. *Boston med. and surgical Journal*, 1901, n° 8.

DAVAINE. — *Société de biol.*, 1854.

DEHIO. — Processus catarrhaux et ulcéreux du côlon de l'homme provoqué par le Balantidium coli. *Roussky Archiv Pathologii, meditsinskoï kliniki i bacteriologhii*, 1898, n° 5, p. 113.

DEYCKE. — Zur Aetiologie der Dysenterie. *Deutsche med. Woch.*, 1901, n° 1, p. 10.

DIAMOND. — Amoebic Dysentery. *Philadelphia med. Journ.*, 1900, n° 14, p. 817.

DOCK. — Observations on the Amoeba coli in dysentery and liver abcess with a New-case. *Med. Record*, 4 juillet 1891 ; *Texas med. Journ. anat.*, 1891 ; in *Centralbl. f. Bact.*, Bd X, 1891, p. 227.

DOFLEIN. — Die Protozoen als Parasiten u. Krankeitserreger, Jena 1901.

DRIGALSKI. — Untersuchungen über Dysenterie. Veroeffentlichungen aus d. Gebiete des Militaer-Sanitätswesens herausgegeben v. d. Kön. Preuss. Kriegsministeriums. Beobachtungen u. Untersuchungen über d. Ruhr, fasc. 20, p. 86, Berlin, 1902.

DURHAM. — *The Lancet*, 13 février 1896.

EBSTEIN (L.). — Ueber einen Protozoenbefund in einem Falle von akuter Dysenterie. *Arch. f. exper. Pathol. u. Pharmak.*, Bd XLVI. f. 5-6.

EDGREN. — Svenska-Lakaresal. forhand., 1885 (in METTER).

EDWARDS and WATERMANN. — Hepatic abscess, report of a case, with remarks upon the Amoeba coli. *Pacif. med. Journ.*, 1892.

EICHBERG. — Hepatic abscess and the Amoeba coli. *Med. News*, 1891, n° 974.

EHRENFEST. — Studien über die Bacterium coli ähnlichen Microorganismen normalen menschlicher Faces. *Arch. f. Hyg.*, 1896, Bd XXXVI, p. 369.

EICHENBERG. — Hepatic abcess and the Amoeba coli. *The med. News*, LIX, 1891, n° 8, p. 301.

Escherich. — Zur Aetiologie der Dysenterie. *Centralbl. f. Bact.*, 1899. Bd XXXI. n° 13. p. 385.

Fadéïev (A.). — Balantidium coli pri yazvennom vospalenii tolstikh kishok. *Meditzinskia pribavlenia k morskomou Sbornikou*, 1895. p. 338.

Fajardo. — Ueber amoebische Hepatitis und Enteritis in den Tropen (Brasilien). *Centralbl. f. Bakter.*, 1896. XIX. n° 20. p. 753.

Fazio. — *Rivista internat. d'igiene*, 1892. anno III.

Fenoglio. — Enterocolite par Amoebe coli. *Arch. ital. de biol.*, t. XIV. 1890. p. 62.

Flexner. — On the etiol. of trop. dys. *Bul. of the John Hopkins Hospit.*, oktober 1900; *Centralbl. f. Bact.*, 1900. n° 19. Bd XXVIII; *The John Hopkins Hospit. Bul.*, 1896. n° 66-67.

— A comparative study of dysenterie bacille. *Centralbl. f. Bakteriol.*, 1901. n° 12. Bd. XXX.

Galli-Valerio (Bruno). — Zur Aetiologie und Serumtherapie der menschlichen Dysenterie. *Centralbl. f. Bakteriol.*, 1896. XX. 901.

Gasser. — Note sur les causes de la dysenterie. *Arch. de méd. expérim. et d'anat. pathol.*, 1895. n° 2. p. 198.

Gégalov. — Sloutshaï Balantidium coli. *Wratsch*, 1898. p. 1426.

Gerry. — A case of amoebic dysentery. *Boston med. and Surg. Journ.*, vol. II. 1891.

Gorini. — Die Kultur der Amoeben auf festem Substrate. *Centralbl. f. Bakteriol.*, Bd XIX. 1896. n° 20. p. 785.

Gourévitsh. — O prissoutstvii Balant. coli v kichetchniké tcheloveka. *Rous. Arkh. Bacter.*, 1896. t. II. p. 804.

Grassi. — Intorno ad alcuni protisti endo-parassitici ed appartenendi alle classi dei flagellati. lobosi, sporozoi e ciliati. *Atti della Societ. italiana di scienze natural.*, 1882. XXIV. p. 135.

Dei Protozoi parasiti. *Gaz. medica ital.*, 1879. n° 45. p. 445.

— *Arch. ital. de biol.*, vol. IX. 1888. p. 4. Significatio pathologico dei protozoi-parassiti dell' uomo. *Atti Accad. dei Lincei Ren. de Conti*, 1888. vol. IV. p. 83.

Graziadei. — *Archivio per le scienze mediche*, 1880. vol. IV. n° 21.

Griesinger. — Klin. Beobacht. über die Krankheiten in Aegypten. *Gesam. Abhand.*, II. p. 693.

Grigoriev. — K voprossu o mikroorganismakh pri krovavom ponossé. *Voïenno-Meditz. Jour.*, 1891. LXXI. p. 73.

Gurwitsch. — *St-Petersburger med. Wochensch.*, 1897. p. 239.

Haassler. — Ueber Folgeerkrankungen der Ruhr. *Deutsche med. Woch.*, 1902. n° 2 et 3.

Harold (John). — Case of Dysentery with Amoeba coli in the stools. *British med. Journ.*, 1892. p. 1429. vol. II.

HARRIS — Amoebic dysentery. *Am. Journal m. Sc. Philadel.*, 1898. 384-413.

  The casis of amoebic dysentery. *Med. News*. décembre 1892.

  Experimentell bei Hennden erzeugte Dysenterie. *Virchow's Arch.*, 1901. Bd XIX.

HASSLER et BOISSON. — Etude sur les abcès dysentériques du foie. *Revue de méd.*, octobre 1896.

HENSCHEN. — *Upsala Lakaref. forhand.*, 1875. Bd III (*in Mitter*).

HIRSCH. — *Handb. der histor. Geograph. Pathol.*, 1862-1864.

HLAWA. — Ueber die Dysenterie. *Zeitsch. d. böhm. Aerzte in Prag.* 1887, in *Centr. f. Bakter.*, 1887, p. 537.

HOWARD. — The Amoeba coli, its importance in diagnosis and prognosis with the report of two cases. *The med. News*, 1892.

JAEGER (H.). — Ueber Amöbenbefund bei epidemischer Dysenterie. *Berl. kl. Woch.*, 1901, n° 36.

  Erwiederung auf die Bemerkungen Shiga's über meine Amoebenbefunde bei der in Ostpreussen herrschenden Ruhr. *Centralbl. f. Bakt.*, 1902, XXXII, erste Abt., p. 865.

  Die in Ostpreussen heimische Ruhr ein Amöben dysenterie. *Centralbl. f. Bakt.*, 1902. Bd XXXI. p. 551.

JAKSCH. — Ueber Vorkommen von tierischen Parasiten in den Faces der Kinder. *Wien. kl. Woch.*, 1888.

JANOWSKI. — Zur Kenntniss der Aeotiologie der Dysenterie. *Centralbl. f. Bakter.*, 1897. Bd XXI. p. 88. 151. 194. 234.

  Ueber Flagellate im menschlichen Stuhle und ihre Bedeutung in der Pathologie des Darmskanals. *Zeitschr. f. klin. med.*, Bd XXXI. H. 5-6.

JUERGENS (R.). — *Vorh. d. Vereins f. in med.*, *Deutsche med. Woch.*, 1892. p. 454: *Verhandl. der Deutschen Gesellschaft f. Chirurgie.* 1896. p. 89 90.

  Zur Kenntniss der Darmamoeben-Enteritis. Veröffentlich. a. d. Gebiete d. Milit. Satintactswes., herausgegeben v. i. medizinal-Abtheilung d. Koenigl. Preussisch. Kriegsminist. fasc. 20. *Beobachtungen u. Untersuchungen über d. Ruhr.* p. 110. Berlin, 1902.

YAKIMOVITSH. — Troudy vratchei Nikol. voien. gospit., 1890, in *Rous. Arkh. Baeter.*, 1896, vol II. f. 6.

KARTULIS. — Ueber Riesenamoeben bei chronischen Darmentzundungen der Aegypter. *Virchow's Arch.*, 1885. Bd IC. p. 145.

  Zur Aetiologie der Dysenterie in Egypten. *Virch. Arch.*, 1886. Bd CV. p. 521.

  Zur Aetiologie der Leberabscess. lebende Dysenterie-Amoeben im Eiter der dysenterischen Leberabcesse und ihre Verhältnisse zur Dysenterie. *Centralbl. f. Bakt.*, 1887, Bd II, p. 745.

KARTULIS. — Ueber tropische Leberabscesse und ihr Verhältnis zur Dysenterie. *Virch. Arch.*, 1889, Bd CXVIII, p. 97.

— Ueber weitere Verbreitungsgebiete der Dysenterie-Amoeben. *Centralbl. f. Bakt.*, 1890, Bd VII, p. 54.

Einiges über die Pathogenese der Dysenterieamoeben. *Centralbl. f. Bakt.*, 1891, Bd IX, p. 365.

Dysenterie (Ruhr). *Nothnagel's specielle Pathologie u. Therapie*, Bd V, Th. III, s. 82, 1896.

Zeitschr. f. Hygiene a Infect, Bd XIII.

KELSCH et KIENER. — Étude anatomo-pathologique de la dysenterie et recherches sur les nécroses expérimentales de la muqueuse intestinale. *Arch. de phys.*, 1884, t. III, p. 186.

KERNIG et UCKE. — K voprossou ob amebnom enterité v Peterbourghé (Amoeben Enteritis). *Rous. Ark. Pathol. klin. med. i Bacteriol.*, 1901, t. XI, f. 5, p. 474, et *St-Petersb. med. Woch.*, 1901, n°s 25 et 26.

KLEBS. — Die Allgemeine Pathologie, 1887, p. 505.

KLEMPERER et LOEVI, 1895.

KLIPSTEIN. — *Hygien. Rundschau*, 1893.

KOCH. — Berichte über die Thätigkeit der Kommission zur Erforschung der Cholera in Egypten und Indien an den Staatssekretär des Inneren. *Deutscher Reichsanzeiger*, 1883.

KOCH (R.) et GRAFKY. — Arbeiten aus dem Kaserl. Gesundheitsamte, 1887, Bd III.

KORN. — Bakteriologischer Befund bei einem Leberabscesse. *Centralbl. f. Bakt.*, 1892, v. II.

KOVACS. — Beobachtungen und Versuchungen über die sogenannte Amoeben-dysenterie. *Zeitschr. f. Heilk.*, 1892, Bd XIII.

KRUSE. — Der gegenwärtige Stand unserer Kenntnisse von den parasitären Protozoen. *Hygien. Rundschau*, 1892, II.

KRUSE und PASQUALE. — Untersuchungen über Dysenterie und Leberabcess. *Zeitschr. f. Hygiene*, Bd XVI, 1894, n° 1.

— Eine Expedition nach Aegypten zur Studium der Dysenterie und des Leberabscess. *Deutsche med. Woch.*, 1893, n°s 15 et 16; *Giornale medico del R. Esercito et e della R. Marina*, 1893.

KRUSE. — Ueber die Ruhr als Volkskrankheit und ihren Erreger. *Deutsche med. Woch.*, 1900, n° 40.

— Die Ruhrgefar in Deutschland. *Centralbl. f. allgem. Gesundheitspflege*, 1900, Bd XIX, s. 189.

Weitere Untersuchungen über die Ruhr und die Ruhrbacillen. *Deutsche med. Woch.*, 1901, n°s 23 et 24.

Kruse. — Der jetzige Stand der Dysenteriefrage. *Deutsche Aerzte Zeitung*, n° 2, 1902.

Die Blutserumtherapie bei der Dysenterie. *Deutsche med. Woch.*, 1903, n° 1-3, p. 6 et 49.

Zur Geschichte der Ruhrforschung und der Variabilitaet der Bakterien. *Deutsche med. Woch.*, 1903, n° 12, p. 201.

Kourassov. — Klinikosanitarnaïa microbiologia o Dysenterii. *Vestn. Obchtch. Hyg.*, 1889, 196.

Lafleur. — *The John Hopkins Hospital Rep.*, vol. I, 1890.

Lambl. — Beobachtungen und Studien aus dem Gebiete der pathologischen Anatomie und Histologie. Prag., 1860, p. 365.

Lartigau. — *Journ. of exp. méd.*, 1898, p. 595.

Laveran. — Contribution à l'étiologie de la dysenterie. *Semaine méd.*, 1893, n° 64, p. 508; *Société de biol.*, 4 novembre 1893; *Société méd. des hôp.*, 25 juillet 1890 et 1er décembre 1893.

Lembke. — Weiterer Beitrag zur Kenntniss der Flora des Darmes. *Arch. f. Hygiene*, 1897, Bd XXIX, p. 304.

Lavrovskaïa. — *Bolnitch. Gaz. Botkina*, 1890, n° 13 et 14.

Lemoine. — Contribution à l'étude de l'étiologie de la dysenterie. *Mémoires de la Soc. de méd. de Lyon*, 1889 et 1890; *Lyon méd.*, 1889, 583.

Lentz. — Vergleichende kulturelle Untersuchungen über die Ruhrbacillen und ruhrähnliche Bacterien nebst einigen Bemerkungen über den Lackmusfarbstoff. *Zeitschr. f. Hygiene*, Bd XLI, H. 3.

Lentz. — Article Dysenterie, in Traité de Kolle et Wassermann.

Lesage. — Contribution à l'étude de la dysenterie coloniale. Contribution à l'étude des abcès du foie d'origine dysentérique. *Soc. de biol.*, 1902, n° 21, p. 703 et 705.

Leuckart. — Die Parasiten des Menschen und die von ihnen herrührenden Krankheiten. Bd I, erste Ab., 1879-1886.

Lion et Mayran. — Deux cas d'infection générale apyrétique par le colibacille dans le cours d'une entérite dysentériforme. *Société de biol.*, 1891, 24, X, et *Bull. méd.*, p. 991.

Lomas. — K kasuistiké amibnikh zabolevany. *Wratsch*, 1894, n° 35, p. 845.

Lockwood. — A contribution to the study of Amoebic dysentery. *Med. Rec. New-York*, 1897, 475.

Losch. — Massenhafte Entwickelung von Amoeben im Dickdarm. *Virchow's Arch.*, 1875, Bd LXV, p. 196.

Lioubomoudrov. — K etiologhii disenterii. *Med. Oboer.*, 1898, 404.

Lutz. — Zur Kenntniss d. Amoeben bei Enteritis und Hepatitis. *Centralbl. f. Bact.*, 1891, Bd X, p. 241.

Madan. — La disentéria en Playa de Indios. *Crónica méd. quirúrgica de la Habana*, 1894, p. 595, in Janowski, *Cbl. f. Bakt.*, 1897, Bd XXI.

MAGGIORA. — Einige microskopische und bakteriologische Beobachtungen während einer epidemischen dysenterischen Dickdarmentzündung. *Giornale della R. Acad. di Torino*, 1891; *Arch. Ital. de biologie*, 1891, t. XVI; *Centralbl. f. Bakt.*, Bd XI, 1892, n°⁵ 6 et 7, p. 123.

MAINGUY. — Quelques considérations sur les dysenteries de nos pays. *Thèse*, Paris, 1900.

MALMSTEN. — Infusorien als Intestinalsthire beim Menschen. *Arch. f. Patholog. Anatomie*, 1857, Bd XV.

MANNER. — Ein Fall Von Amöben-Dysenterie und Leberabcess. *Wiener Klin. Woch.*, 1896, n°⁵ 8 et 9.

MARCHOUX. — *Société de biol.*, 1899, 4 novembre.

MARTINI et LENTZ. — Ueber die Differenzierung der Ruhrbacillen mittels der Agglutination. *Zeitschr. f. Hyg. u. Infectionskrankheiten*, Bd XLI. H. 3.

MARSHALL (D.-G.). — *British. med. Journ.*, 1899, vol. I.

MASSIOUTINE. — Ob amoebakh kak tchougéiadnykh tolstikh Kishok. *Wratsch*, 1889, n° 25.

MAY. — *Deutsch. Arch. f. klin. med.*, Bd XLIX.

MILLER (C.-O.). — Ueber aseptische Protozoenkulturen und die dazu verwendeten Methoden. *Centralbl. f. Bakter.*, 1894, Bd XVI, n° 7.

MITTER. — Beitrag zur Kenntnis des Balantidium coli im menschlichen Darkmanal. *Thèse*, Kiel, 1891.

MOREL et RIEUX. — Du bacille dysentérique, sa constance dans la dysenterie, ses caractères différentiels. *Soc. de biol.*, 16 novembre 1901.

MORY. — Relation d'une épidémie de dysenterie saisonniere. *Rec. des mém. de méd. milit.*, 1882.

MÜLLER (P.-T.). — Ueber den bacteriologischen Befund bei einer Dysenterieepidemie in Südsteiermark. *Centralbl. f. Bact.*, 1902, Bd XXXI. p. 558.

MUSSER. — *University medic. Magasine*, 1890, vol. III. *in* Councilman et Lafleur.

NASSE. — Ueber Amoebenbefund bei Leberabcessen und Dysenterie. *Deutsch. med. Woch.*, 1891, n° 28, p. 881.

— Arbeiten aus der Chirurgischen klinik in Berlin. *Arch. f. klin. chirurgie*, Bd XLIII, 1892, p. 40.

NEISSER et WECHSBERG. — *Munch. med. Woch.*, 1901, n° 18.

NEISSER et SHIGA. — Ueber freie Receptoren v. Typhus-u. Dysenterie bacillen u. ueber das Dysenteritoxin. *Deutsch. Med. Woch.*, 1903, n° 4.

NIEDEN. — *Centralbl. f. klin. Med.*, 1881.

NORMAND. — Rôle étiologique de l'anguillule. *Arch. de médecine navale*, 1878.

NOTHNAGEL. — Beiträge zur Physiologie und Pathologie des Darmes. Berl., 1884.

Ogata. Zur Aetiologie der Dysenterie. *Centralbl. f. Bakt.*, XI, 1892, nᵒˢ 9, 10, p. 364.

— Ueber die Reinkulturen gewisser Protozoen (Infusorien). *Centralbl. f. Bakt.*, 1893, Bd XIV, p. 165.

Orth. *Lehrbuch der patholog. Anatomie*, 1887, t. II.

Ortmann. Ueber Balantidium coli. *Berl. klin. Woch.*, 1891, p. 844.

Osler. Ueber die bei Dysenterie und dysenterische Leberabcesse vorhandenen Amiben. *Centralbl. f. Bakt.*, 1890, Bd VII, p. 736; *John Hopkins Hospit. Bull.*, mai 1890, vol. I, p. 53.

Pascale. Spedizione scientifica... *Arch. de med. navale*, 1894, 311.

Perroncito. I parasiti dell' uomo e degli animali utili, Milano, 1881.

Petersen. *Upsala Lakaref. forand.*, 1873, Bd III, *in* Mitter.

Pettards. Recherches bactériologiques sur la pathogénie de la dysenterie et de l'abcès du foie d'Egypte. *Ann. de microg.*, 1898, p. 192.

Petrone. Nota sull' infezione dissenterica. *Lo Sperimentale*, 1884, p. 509, in *Virch. Jahresber.*, Bd II, 1889, p. 194.

Peyrot et Bogar. — Abcès dysentériques du foie avec amibes. *Gaz. d. Hôpit.*, 1896, p. 435.

Pfaundler. *Centralbl. f. Bakt.*, Bd XXIII, nᵒˢ 1-3.

Pfeiffer. Unsere heutige Kenntnis von den pathogenen Protozoen *Centralbl. f. Bakt.*, 1890, Bd VIII.

— Die Protozoen als Krankheitserreger, Jena 1891.

Ptcul. — Vergleichende Untersuchungen über die Haltbarkeit der Ruhrbacillen und der Typhusbacillen ausserhalb des menschlichen Körpers. *Zeitschr. f. Hyg.*, Bd XL, H. 3.

— Technik. Agglutination (dans la dysenterie). Veroeffentlich. u. d. Gebiete des Militaer Sanitaetswesens. Herausgegeben v. d. Koen. Preus. Kriegsministeriums. Beobachtungen u. Untersuch. ueber d. Ruhr. Fasc. 20, p. 65, Berlin, 1902.

Piccardi. Alcuni protozoi delle feci dell' uomo, *Giornale della Reale Accademia di medicina di Torino*, 1895, vol. I, t. 3-4.

— Sur quelques protozoaires des selles de l'homme. *Le Prog. méd.*, 1895, n° 53, p. 377.

Pixo (Del.). Sull' eziologia della dissenteria. *Thèse*, 1896.

Popriensko. Mnojestveni gnomik petcheni na potchvé amebnavo zarajenia (Abcès multiples du foie d'origine amibienne). *Medit. Obozrenie*, 1899, p. 530.

Prior. — *Centralbl. f. klin. Med.*, 1883.

Querml. *Soc. de biol.*, 4 mai 1900.

Quincke et Roos. — Ueber Amoeben-Enteritis. *Berl. klin. Woch.*, 1893, n° 45, p. 1089; *Munch. med. Woch.*, 1893, n° 39.

Quincke. Ueber Protozoen-Enteritis. *Berl. klin. Woch.*, 1899, nᵒˢ 46 et 47.

RAJEWSKY. — *Centralbl. f. d. mediz Wissensch.*, 1883, p. 273.

RAPTSCHEVSKY. — Vtoroï sloutchaï kronitcheskávo katara kichok s Balantid. coli, *Wratsch.*, 1880, p. 505.
Med. Vestn., 1882.

RENDU. — Deux cas d'abcès tropicaux du foie. *Sem. méd.*, 1896, n° 36, p. 285.

RHEIN. — The Amoeba coli. *The med. News.*, 1892.

ROEMER (F.). — Amöben bei Dysenterie und Enteritis. *Munch. med. Woch.*, 1898, n° 2.

ROGER. — *Presse méd.*, 3 janvier, 4 juillet, 3 novembre 1900.
Traité des maladies infectieuses. Masson. 1902, p. 1022.

ROGERS. — Tropical or amoebic abscess of the liver and its relationship to amoebic dysentery. *Jour. of trop. med.*, t. VI, 16 févr. et 2 mars 1903.

ROOS. — *Deutsche Arch. f. klin. med.*, 1893, Bd LI.
— Zur Kenntniss der Amoebenenteritis. *Arch. f. exp. Pathol. u. Pharmac.*, 1893-1894, 33, p. 389.

ROSENTHAL. — Bactériologie de la dysenterie, *Soc. des Natural. de Moscou*, 5 octobre 1902.
— Zur Aetiologie der Dysenterie. *Deutsche med. Woch.*, 1903, n° 6.

RUNEBERG. — *Wratch*, 1893, p. 220.
— *Finska lakaresesaells kapets Handlinger*, vol. 35. *Nordiskt medicinist Arkiv* vol. 25, in *Rons. Arkhiv Bakt.*, 1896, f. 6, vol. 2.

SAVELIEV. — Poragenié tolstykh kishokobouslov livaémoïé Balantidiani. *Medits. Obozr.*, mai 1901, p. 705.

SCHAEFER. — Ueber Diphterie des Darmes. *Thèse*, Wurzburg, 1887.

SCHARDINGER. — Reinkultur von Protozen auf festen Nahrboden. *Centralbl. f Bakteriol.*, Bd XIX, 1896, n°ˢ 14-15, p. 538.

SCHAUDINN. — Untersuchungen über die Fortpflanzung einiger Rhizopoden (Vorläufige Mittheilung). *Arb. aus dem Kaiserlichen Gesundheitsamte*. Bd XIX, H. 3, 1903, p. 563.

SHIGA. — Ueber den Erreger der Dysenterie in Japan. *Centralbl. f. Bacter.*, 1898, t. XXIII, p. 599.
— Ueber den Dysenteriebacillus. *Centralbl. f. Bakter.*, 1898, Bd XXIV, p. 817, 870 et 913.
Studien über die epidemische Dysenterie in Japan unter besonderer Berücksichtigung des Bacillus dysenteriae *Deutsche med. Woch.*, 1901, n° 43-45.
Bemerkungen zur Jägers « Die in Ostpreussen einheimische Ruhr, eine Amöben-dysenterie ». *Centralbl. f. Bakt.*, 1902, Bd XXXII, 1 Abt., p. 352.
Weitere Studien über den Dysenteriebacillus. *Zeitsch. f. Hygiene.*, Bd XLI, H. 2, p. 355.

SHIGA. — Ueber die Priotaet der Entdeckung der Ruhrbacillus und der Serumtherapie bei der Dysenterie. *Deutsche med. Woch.*, 1903. n° 7, p. 113.

SCHMIDT. — *In* Lubarsch. *Ostertag's Ergebnisse der Allg. Pathol. u. Pathol. Anat.*, I Abt., p. 637-647.

SCHMIDECKE. — Untersuchungen (sur la dysenterie). Veroeffentlich. u. d. Gebiete des Militaer-Sanitaetswesens herausgegeben v. s. *Koen. Preuss. Kriegsministeriums Beobachtungen u. die Ruhr.* fasc. 20. p. 78. Berlin. 1902.

SCHUBERG. — Die parasitäre Amöben des menschlichen Darms. *Centralbl. f. Bakter.*, XIII. 1893. p. 579. 609. 654. 665. 701. 704.

SIEVERS. — Ueber Balantidium coli im Menschlichem Darmcanal und dessen Vorkommen in Schweden und Finnland. *Arch. f. Verdauungskr.*, 1899. Bd V. p. 445.

SILVESTRI. — Contributo allo studio dell etiologia della dissenterio. *Riforma med. Napoli.* 1894. V. 4. 794. 22; *Giorn. d. r. Accad. di med. di Torino.* 1894. 3. XLVII.

SIMON. — *John Hopkins Hosp. Bul.*, vol. I. 1890.

SOLOVIOV (V.). — Balantidium coli ou starika 75 liet. *Wratshebnaïa chronika Vladimirskoï goubernii.* 16-30 juin 1899. in *Wratsch.* n° 35. 1899.

SOLOVIOV (V.). — Sloutshaï zatiajnovo amoebnovo krovawavo ponossa. *Wratsch.* 1900. n° 19. p. 583.

— Balantidium coli kak vozbouditel zatiajnych po nossov. *Rousky Wratsch.* 1901. n° 12 et 14.

— Sloutshaï zaragenia balantidiami tolstoi kishki i geloudka. *Rousky Wratsch.* 1901. n° 14. p. 520.

STENGEL. — Acute dysentery and the Amoeba coli. *Philadelphia med. News.* 1890. in *Centralbl. f. Bakt.*, 1891. Bd X. p. 749. — The Amoeba coli. *University medic. Magazine.* January 1892. in *Centralbl. f. Bakt.*, 1897. t. XXI. p. 255.

STEDA. — Ueber das Vorkommen v. Paramoecium coli beim Menschen. *Virchow's Arch.*, vol. XXXVI. 1866.

STRONG et MUSGROVE. — Report on the etiology of the dysenteries of Manila. P. I. Report of the Surgeon-general of the Army to the Scentary of War for the fiscal year ended. June 30. 1900. Washington. 1900.

STRONG. — Circulares on tropical diseases. n° 2. Manille. 1901.

TALAMON. — Amibes de la dysenterie. *Médecine med.*, 25 juillet 1891. p. 656.

Traité de médecine. publié sous la direction de M. BOUCHARD. t. IV. p. 535.

Traité de médecine et de thérapeutique. publié sous la direction de M. BROUARDEL. t. II. 1896. p. 80.

Treille. — *Arch. de méd. navale*, 1875, t. XXIV.

Tsingaïev. — Sloutshaï iazvénavo colita s Balantidium coli v isprajn. *Wratsch*, 1899, p. 1441.

Tshirshouline. — Kishetshnia razstroïstva vizivaïémia Balantidium coli. *Voïeno-meditsinsky journal*, juin 1900, n° 39, p. 1185 (in *Wratsch*, 1900, n° 39).

Tsujitani. — Ueber die Reinkultur der Amöben. *Centralbl. f. Bakt.*, 1898, Bd XXIV, p. 666.

Ucke. — Zur Verbreitung der Amoebenenteritis. *Centralbl. f. Bakt.*, 1902, Bd XXXI, p. 317.

Valagussa. — *Annali d'Igiene sperimentale*, 1900, fasc. IV.

Vasse. — *Société de méd. de Berlin*, 1er juillet 1891.

Vedder et Duval. — The etiology of acute dysentery in the United States. *The Journal of experimental médecine*, 1902, vol. VI, n° 2.

Veillon et Jayle. — Présence du bactérium coli dans un abcès dysentérique du foie. *Semaine méd.*, 1891, n° 2.

Vincent. — Recherches sur l'étiologie de la dysenterie. *Tribune méd.*, 1896, n°s 1 et 2.

Vinogradov. — Valeur pathogène du Balantidium coli. *Société médico-chirur. de Saint-Pétersbourg*, séance du 12 avril 1901.

Vivaldi. — Le amibe nella dissenteria. *Riforma medica*, 1894, p. 238, t. IV, p. 147; *Arch. di clin. med.*, 1891.

Warning in Le Dantec. — Précis de pathologie exotique, 1900, p. 312.

Wesener. — Unsere gegenwärtigen Kenntnisse über Dysenterie in anatomischer und aetiologischer Hinsicht. *Centralbl. f. allg. Pathol.*, 1892, Bd III, n° 12, p. 484 et n° 13, p. 529.

Wilson. — Cases of amoebic dysentery (4 cas). *John Hopkins Hosp. Bull.*, 1895, n°s 54, 55.

Wising. — *Nordiskt mediz. Ark.*, 1871, Bd III, in Mitter.

Woodword. — The medic. and surgic. history of the war of the rebellion, part. II, vol. I. Médec. Histor.; II. Médic. Volume. Washington, 1879.

Wurtz. — *Arch. de Médecine expérimentale*, 1892.

Zancarol. — Pathologie des abcès du foie. *Revue de chirurgie*, 1893, n° 8.

— Dysenterie tropicale et abcès du foie. *Le Progrès médical*, 1895, n° 24, p. 393.

Ziegler. — Lehrbuch der spez. pathol. Anatomie, 7e éd., 1892, p. 544 et suiv.

CHARTRES. — IMPRIMERIE DURAND, RUE FULBERT.